Aishwarya Sandhu

PILARES EM IMPLANTES

Aishwarya Sandhu

PILARES EM IMPLANTES

ScienciaScripts

Cover image: www.ingimage.com

This book is a translation from the original published under ISBN 978-620-8-11927-0.

Publisher:
Sciencia Scripts
is a trademark of
Dodo Books Indian Ocean Ltd. and OmniScriptum S.R.L publishing group

120 High Road, East Finchley, London, N2 9ED, United Kingdom
Str. Armeneasca 28/1, office 1, Chisinau MD-2012, Republic of Moldova, Europe
Printed at: see last page
ISBN: 978-620-8-22114-0

ÍNDICE

INTRODUÇÃO

O objetivo da medicina dentária moderna é devolver ao paciente a função, a fala, a saúde e a estética normais, independentemente da atrofia, doença ou lesão do sistema estomatognático. Respondendo a este objetivo final, os implantes dentários são uma opção ideal para pessoas com boa saúde oral geral que perderam um dente (ou dentes) devido a doença periodontal, uma lesão ou outras razões. Os implantes dentários (considerados como uma raiz de dente artificial) são âncoras metálicas biocompatíveis posicionadas cirurgicamente no osso maxilar (por outras palavras, osso traumatizado cirurgicamente) por baixo das gengivas para suportar uma coroa artificial onde faltam dentes naturais.

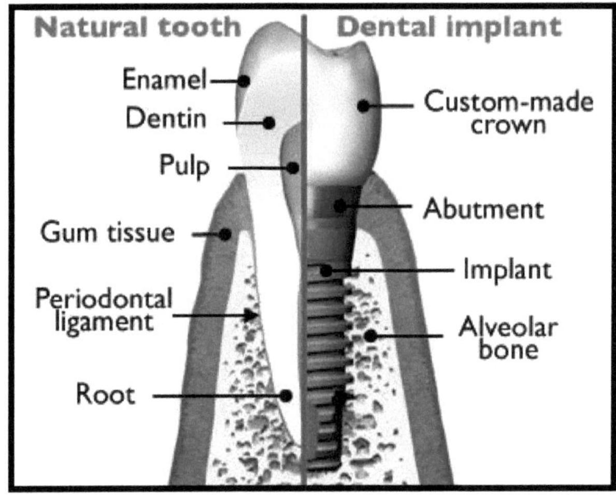

Utilizando os implantes em forma de raiz (os mais próximos em forma e tamanho da raiz do dente natural), o período de cicatrização óssea sem união (devido a traumatização) varia normalmente entre três meses e seis ou mais. Durante este período, ocorre a osseointegração. O osso cresce dentro e à volta do implante, criando um suporte estrutural forte, ao qual será posteriormente fixada uma superestrutura através de uma técnica de retenção por cimentação ou aparafusamento.

Atualmente, os materiais de titânio (desde o titânio comercialmente puro ASTM de grau 1 a 4 ou ligas à base de titânio) são considerados os materiais biologicamente mais compatíveis com os tecidos vitais. Os materiais de titânio são utilizados preferencialmente em muitas das aplicações mais recentes em cirurgia maxilofacial, oral, neurocirurgia e cardiovascular, além de ganharem cada vez mais preferência em ortopedia. Estes factos indicam uma superioridade dos materiais de titânio. Além disso, têm sido utilizados com sucesso em implantes ortopédicos e dentários. A interface óssea direta prometia uma maior longevidade do que os sistemas anteriormente utilizados; assim, a implantologia oral ganhou um impulso adicional significativo.

Na sequência da introdução do conceito e da prática da osteointegração na medicina dentária de restauração no início da década de 1960, as arcadas mandibulares completamente edêntulas em pacientes idosos receberam uma ênfase primordial no que diz respeito à restauração da função oral. Na sequência de excelentes resultados a longo prazo no tratamento de arcadas completamente edêntulas, as próteses parciais fixas suportadas por implantes e as sobredentaduras tornaram-se modalidades de tratamento comuns.

Estima-se que o número de implantes dentários utilizados nos Estados Unidos tenha quadruplicado entre 1983 e 1987, tendo aumentado ainda mais 75% entre 1986 e 1990. No início deste século, foi referido que existiam 25 fabricantes de implantes dentários que comercializavam cerca de 100 sistemas de implantes dentários diferentes com uma variedade de diâmetros, comprimentos, superfícies, plataformas, interfaces e formas corporais. A diferenciação e as distinções significativas baseiam-se (i) na interface implante/pilar, (ii) na forma do corpo e (iii) na superfície implante-osso.

Este aumento notável da necessidade e da utilização de tratamentos com implantes pode resultar do efeito combinado de vários factores, incluindo (1) o envelhecimento da população, (2) a perda de dentes relacionada com a idade, (3) as consequências anatómicas do edentulismo, (4) o fraco desempenho das próteses removíveis, (5) os aspectos psicológicos da perda de dentes, (6) os resultados previsíveis a longo prazo das próteses suportadas por implantes e (7) as vantagens das próteses suportadas por implantes.

Foi demonstrado que muitos aspectos dos perfis de biocompatibilidade estabelecidos para implantes dentários dependem de biomateriais, tecidos e factores do hospedeiro inter-relacionados, estando associados às propriedades da superfície e do volume. Em geral, a química da superfície do biomaterial (pureza e tensão superficial para humedecimento), a topografia (rugosidade) e o tipo de integração tecidular (óssea, fibrosa ou mista) podem ser correlacionados com respostas do hospedeiro in vivo a curto e longo prazo.

Além disso, foi demonstrado que o ambiente do hospedeiro influencia diretamente a zona de interface biomaterial-tecido específica das circunstâncias bioquímicas e biomecânicas locais da cicatrização e dos aspectos clínicos a longo prazo da função de suporte de carga. A interação na interface entre os tecidos receptores e o material implantado limita-se à camada superficial do implante e a alguns nanómetros no interior dos tecidos vivos. Os pormenores da interação (tecidos duros ou moles) e a transferência de força que resulta em condições estáticas (estabilidade) ou dinâmicas (instabilidade ou movimento) também demonstraram alterar significativamente a longevidade clínica das construções de dispositivos intra-orais.

No entanto, as taxas de sucesso têm sido reportadas como variando em diferentes áreas da boca e em diferentes pacientes. Por exemplo, foram relatadas taxas de sucesso mais baixas para implantes maxilares do que para implantes mandibulares.(1-2) Foram feitas tentativas para compreender os factores que podem comprometer o sucesso dos implantes. Factores como a biocompatibilidade do material, o desenho e a superfície do implante, a técnica cirúrgica, o leito do hospedeiro e as condições de carga demonstraram influenciar a osseointegração do implante.(3)

O volume ósseo disponível tem sido considerado um fator importante na obtenção da previsibilidade dos implantes.(4) Os estudos mostraram taxas de insucesso mais elevadas para implantes mais curtos do que 10 mm.3 Outro fator importante que influencia o sucesso do implante é a densidade óssea, porque foram relatadas taxas de insucesso mais elevadas para regiões com osso de má qualidade, por exemplo, a maxila posterior.(5-7) Consequentemente, foram sugeridas modificações no desenho do corpo do implante e nas superfícies do implante para aumentar o sucesso em osso de má qualidade, hipoteticamente, ganhando uma melhor ancoragem e proporcionando mais área de superfície de carga para diminuir o stress nos tipos de osso mais macio.(1)

A implantologia é uma disciplina de carácter protético com componente cirúrgico. A prótese determinará onde o implante deve ser colocado de forma ideal. O sucesso da restauração com implantes depende de vários factores: seleção do caso, colocação do implante, osseointegração, seleção do pilar e manutenção. A seleção do pilar é um passo extremamente importante para alcançar uma harmonia funcional e estética na prótese sobre implantes.

O pilar é a parte do implante que suporta ou retém a prótese ou a superestrutura do implante. Uma superestrutura é uma estrutura metálica que se fixa ao pilar do implante e proporciona retenção para uma prótese amovível ou actua como estrutura para uma prótese fixa.(8)

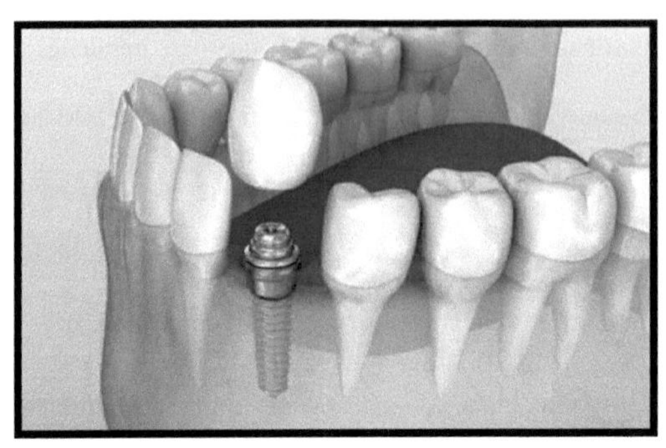

HISTÓRIA DOS IMPLANTES

IMPLANTES ANTIGOS

As antigas civilizações egípcias e sul-americanas fabricavam implantes para substituir os dentes. Alguns eram colocados post-mortem e outros eram colocados durante a vida dos pacientes que os recebiam. Os implantes eram feitos de dentes de outros animais ou de marfim esculpido. É duvidoso que estes implantes funcionassem sem falhas precoces[9,10].

A substituição de raízes dentárias foi efectuada na Europa no século XVII, utilizando uma variedade de materiais e animais. No século seguinte, foram transplantados dentes de dadores que vendiam os seus dentes a indivíduos que desejavam substituí-los. Estes transplantes não tiveram bons resultados, devido à rejeição.[11] Shulman descreveu os problemas com os primeiros projectos de implantes colocados nos anos 1800. Tratava-se de uma variedade de dispositivos de ouro ou chumbo colocados em locais de extração; no entanto, estes falharam.[12]

INÍCIO DO SÉCULO XX

Em 1913, Greenfield desenvolveu um implante endósseo em forma de cesto composto por irídio com soldadura de ouro. Foi utilizada uma broca trefina para preparar o local e o implante em forma de cesto foi colocado e carregado com uma coroa. Este implante foi utilizado como substituição de um único dente numa arcada completa.[13]

Em 1938, Adams desenvolveu e patenteou um implante cilíndrico roscado submergível com uma porção gengival lisa e um pilar de cicatrização. O desenho protético final era uma ligação do tipo ball-hitch para uma sobredentadura, com resiliência incorporada para simular a função do ligamento periodontal. Este conceito é muito semelhante a vários desenhos actuais de sobredentaduras de implantes.[14]

Com os dispositivos metálicos a serem implantados noutras partes do corpo, os materiais foram adaptados e desenvolvidos como implantes endósseos. O cobalto-crómio-molibdénio (Vitallium; Howmedica Osteonics Corporation; atualmente Stryker Orthopaedics, Mahway, NJ) foi utilizado por Strock7 em 1938. Tratava-se de um desenho roscado colocado num alvéolo de extração recente e coberto com osso autógeno. O doente que recebeu o primeiro implante deste tipo foi reportado como tendo uma função bem sucedida até à sua morte em 1955.[12,15]

Seguiu-se uma variedade de designs de implantes endósseos, que incluíam fios em padrões helicoidais e roscas semelhantes a parafusos de madeira comuns, todos com várias porções de suporte dentário para compensar as cargas funcionais.[12] Num esforço para proporcionar uma melhor função mastigatória ao doente edêntulo, combinado com o desenvolvimento de materiais de impressão, foi desenvolvido o implante subperiosteal.[12] Dahl utilizou um desenho subperiosteal para restaurar um maxilar e uma mandíbula. [16]

O desenvolvimento posterior do implante subperiosteal com um método de 2 fases, utilizando uma impressão do osso para o fabrico do implante em laboratório, ganhou popularidade.[12] No entanto, os insucessos tardios devido ao assentamento da estrutura no osso secundário ao micromovimento, combinados com a recessão gengival, resultaram na falta de utilização na era mais moderna. Foram registados casos de sucesso a longo prazo; no entanto, as complicações decorrentes da perda de osso e do assentamento do implante foram tão graves que este método já não é utilizado.[17-20]

DESENVOLVIMENTO DOS ACTUAIS DESENHOS DE IMPLANTES

No início dos anos 60, os implantes endósseos foram concebidos com uma variedade de esquemas de retenção. As hastes de titânio eram perfuradas no osso para emergirem na área da coroa pretendida. Os pinos eram dobrados e fixados com resina. A soldadura intra-oral das hastes de titânio entre si também foi utilizada; no entanto, os resultados a longo prazo não eram previsíveis.[21]

A maioria dos desenhos de implantes no início da década de 1960 eram implantes de uma só peça, quer fossem parafusos sólidos ou um desenho de cesto oco. Estes implantes não formavam uma ligação íntima entre o osso e o implante. Desenvolveram uma interface de implante fibrosa sem integração óssea. No entanto, a "fibrointegração" foi promovida como benéfica.[22]

Os implantes de lâmina, tal como referido em 1987, tiveram sucesso[23] ; no entanto, a previsibilidade do implante de lâmina não atingiu a dos implantes integrados.[24] Em meados da década de 1970, foi introduzido outro tipo de implante. O implante transosteal foi colocado na mandíbula anterior para suporte da sobredentadura. Foi efectuada uma incisão na prega submental, expondo a sínfise. Foi utilizado um dispositivo de perfuração para orientar o implante, com o aparecimento de parafusos ou pinos na cavidade oral para proporcionar retenção e suporte para uma sobredentadura. O grampo mandibular teve excelentes resultados clínicos com relatórios baseados em evidências.[25] Bosker e Van Dijk utilizaram um desenho semelhante com ouro como porção transgengival, que também foi muito bem sucedido.[26]

Para definir critérios e estabelecer normas para protocolos de acompanhamento objectivos, os Institutos Nacionais de Saúde patrocinaram uma Conferência de

Consenso sobre Implantes Dentários em 1978. As actas dessa conferência delinearam uma variedade de medidas que poderiam ser utilizadas para efetuar a monitorização objetiva de um implante dentário.[27] As conclusões dessa conferência, combinadas com o trabalho de Branemark et al, definiram o padrão atual para a avaliação de implantes. A utilização de implantes endósseos e osseointegrados foi introduzida na América do Norte em 1982. Nessa conferência, Branemark et al. apresentaram os dados de 15 anos de trabalho, que se basearam em evidências com resultados de acompanhamento clínico a longo prazo.[28] O sucesso foi medido através da avaliação da perda óssea utilizando radiografias padronizadas, saúde gengival, função e conforto do paciente.[28,29]

Os implantes cilíndricos sem roscas foram concebidos e colocados nas décadas de 1980 e 1990. Estes baseavam-se em revestimentos de superfície de titânio pulverizados por plasma ou revestimentos de hidroxilapatite. No entanto, ocorreu perda de crista óssea com consequente falha do implante num grupo de doentes.[30,31] Atualmente, a maioria dos implantes colocados tem um desenho roscado, em vez de um desenho cilíndrico "press-fit".[32]

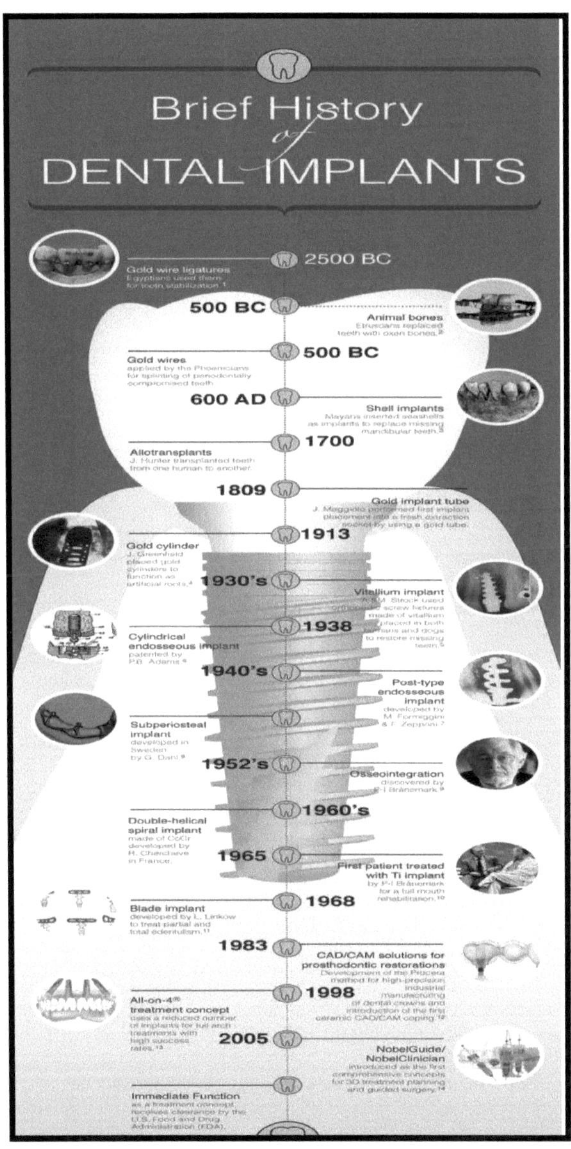
Brief History of DENTAL IMPLANTS
2500 BC
Gold wire ligatures
Egyptians used them for tooth stabilization.
500 BC
Animal bones
Etruscans replaced teeth with oxen bones.
500 BC
Gold wires
applied by the Phoenicians for splinting of periodontally compromised teeth
600 AD
Shell implants
Mayans inserted seashells as implants to replace missing mandibular teeth.
1700
Allotransplants
J. Hunter transplanted teeth from one human to another.
1809
Gold implant tube
1913
Gold cylinder
1930's
Vitallium implant
1938
Cylindrical endosseous implant
patented by P.B. Adams.
1940's
Post-type endosseous implant
developed by M. Formiggini
Subperiosteal implant
developed in Sweden
1952's
Osseointegration
discovered by P-I Brånemark.
1960's
Double-helical spiral implant
1965
First patient treated with Ti implant
by P-I Brånemark for a full mouth rehabilitation.
1968
Blade implant
developed by L. Linkow to treat partial and total edentulism.
1983
CAD/CAM solutions for prosthodontic restorations
1998
All-on-4® treatment concept
2005
NobelGuide/ NobelClinician
Immediate Function

NOÇÕES BÁSICAS DE IMPLANTES

- Requisitos para sistemas de implantes bem sucedidos
  1. Preocupação com a segurança
  2. Compatibilidade
     a) Compatibilidade biológica
     b) Compatibilidade mecânica
     c) Compatibilidade morfológica
  3. Segurança da RMN e compatibilidade de imagem
- Texturização de superfícies
  1. Jato de areia
  2. Decapagem por injeção e por laser
  3. Modificação química, eléctrica e térmica
  4. Revestimento
     a) Carbono, vidro, revestimento cerâmico
     b) Revestimento de hidroxiapatite
     c) Revestimento de Ca-P
     d) Revestimento compósito
     e) Revestimento de TiN
     f) Revestimento de Ti
     g) Revestimento de película de titânio
  5. Superfície e texturização com controlo de porosidade
- Implante dentário para paciente em crescimento
  1. Considerações especiais sobre a terapia com implantes em crianças
  2. Estudos clínicos sobre a utilização de implantes endósseos
  3. Tratamentos alternativos

Requisitos para sistemas de implantes bem sucedidos

1. Preocupação com a segurança

As preocupações com a segurança não se devem limitar aos implantes dentários, mas também a todos os dispositivos dentários. Foram desenvolvidas especificações e normas para ajudar os produtores, utilizadores e consumidores na avaliação da segurança e eficácia dos produtos dentários. No entanto, a decisão dos produtos de testar os seus materiais de acordo com as normas nacionais e internacionais é puramente voluntária [33].

Até à aprovação, em 1976, das Emendas sobre Dispositivos Médicos à Lei dos Alimentos e Medicamentos, os materiais e dispositivos médicos e dentários para utilização em seres humanos não eram regulamentados por qualquer agência do governo dos Estados Unidos. A única exceção eram os materiais para os quais eram feitas alegações terapêuticas, o que permitia à Food and Drug Administration (FDA) considerá-los como um medicamento.

As Emendas aos Dispositivos Médicos de 1976 deram à FDA jurisdição sobre todos os materiais, dispositivos e instrumentos utilizados no diagnóstico, cura, mitigação, tratamento ou prevenção de doenças no homem. Isto inclui materiais utilizados profissionalmente e os produtos de venda livre vendidos diretamente ao público.

O painel dentário classifica um artigo numa de três classes: Classe I, materiais que apresentam um risco mínimo: estes estão sujeitos apenas a bons procedimentos de fabrico e de manutenção de registos. Classe II, materiais para os quais é necessário demonstrar a segurança e a eficácia e para os quais existem normas de desempenho: é necessário demonstrar que os materiais cumprem a norma de desempenho. Classe III, materiais que representam um risco significativo e materiais para os quais não foram formuladas normas de desempenho: esta classe está sujeita à aprovação prévia da FDA para segurança e eficácia, de forma muito semelhante a um novo medicamento [34].

De acordo com as especificações ISO [35], os dispositivos de implantes devem ser objeto de vários testes; para os testes do Grupo I (testes de citotoxicidade: ISO 7405, 6.1 e 6.2, e testes de citotoxicidade: ISO 10993.5), para os ensaios do Grupo II (toxicidade sistémica subcrónica - aplicação oral: ISO 10993.11.6.7.1, irritação cutânea e reatividade intracutânea: ISO 10993-11.5.2, e toxicidade sistémica de sensibilização - aplicação por inalação: ISO 10993.11.6.7.3, genotoxicidade: ISO 10993.3, e efeitos locais após implantação: ISO 10993.6), e para o Grupo III (capeamento da polpa e pulpotomia: ISO 7405.6.4, e teste de utilização endodôntica: ISO 7405.6.5).

2. Compatibilidade

A implantação de dispositivos para a manutenção ou restauração de uma função corporal impõe requisitos extraordinários aos materiais de construção. A principal delas é a questão da biocompatibilidade. Existem interações entre o material estranho e os tecidos vivos, fluidos e elementos sanguíneos circundantes do hospedeiro. Algumas destas interações são simplesmente adaptativas. Outras constituem um perigo, tanto a curto como a longo prazo, para a sobrevivência do sistema vivo [36,37].

Há propriedades mecânicas e físicas que o material deve fornecer e a natureza estrutural que o sistema deve apresentar. Algumas destas propriedades determinam a capacidade do dispositivo para desempenhar a função pretendida do ponto de vista da engenharia. Outras, como a tribologia (especificamente a fricção e o desgaste), a corrosão e a conformidade mecânica, estão significativamente relacionadas com as questões de biocompatibilidade.

As aplicações de implantação em seres humanos impõem requisitos de fiabilidade mais rigorosos do que qualquer outra tarefa de engenharia. Na maioria das aplicações, espera-se que um dispositivo implantado funcione durante toda a vida do doente. À medida que a profissão médica se torna mais ousada, a vida útil do dispositivo deve estender-se a mais de 30 anos (se a manutenção de acompanhamento for cuidadosa e minuciosamente efectuada e se for obtida uma excelente cooperação por parte dos doentes), e há muito poucos dispositivos de engenharia que tenham sido concebidos para funcionar durante mais de 30 anos.

É necessário pensar em termos de fiabilidade do desempenho de milhares de dispositivos ao longo da vida de um doente e numa expetativa tolerável de falha de, talvez, não mais do que uma em mil [37,38]. Um dos muitos requisitos universais dos implantes, onde quer que sejam utilizados no corpo, é a capacidade de formar uma unidade mecânica adequadamente estável com os tecidos duros ou moles vizinhos. Um implante solto (ou instável) pode funcionar de forma menos eficiente ou deixar de funcionar completamente, ou pode induzir uma resposta tecidular excessiva. Em qualquer dos casos, pode causar desconforto e dor ao doente.

Existem pelo menos três compatibilidades principais necessárias para que os implantes colocados apresentem biointegração no tecido duro recetor e biofuncionalidade subsequente. Estas incluem (1) compatibilidade biológica, (2) compatibilidade mecânica e (3) compatibilidade morfológica com os tecidos hospedeiros receptores [39,40].

a) Compatibilidade biológica

Porque é que o titânio e as suas ligas apresentam uma biocompatibilidade tão boa em comparação com outras ligas? A resposta a esta pergunta é geralmente que o titânio é passivo em soluções aquosas e que a película passiva que se forma sobre o titânio é estável, mesmo num sistema biológico que inclui ambientes químicos e mecânicos. Esta interpretação é verdadeira em muitos casos. No entanto, a presença da película passiva é apenas uma parte da resposta quando consideramos os complexos fenómenos interfaciais que se podem encontrar entre o titânio e um sistema biológico, tanto em ambientes biológicos como biomecânicos [41,42].

Existem certos critérios para que qualquer material metálico potencial seja avaliado como excelente resistente à corrosão, incluindo (1) facilidade de ser oxidado, (2) forte aderência do óxido formado ao substrato, (3) densidade do óxido formado e (4) proteção do óxido formado. O rácio Pilling-Bedworth (P-B) é uma indicação muito simples para avaliar se o óxido formado é protetor ou não [43].

Se o rácio P-B for inferior a 1, o óxido ocupa um volume menor do que o metal, pelo que o óxido formado é poroso e não é protetor. Se for superior a 2, o óxido ocupa um grande volume e pode descamar da superfície, expondo a superfície fresca do substrato e, mais uma vez, não apresenta proteção. Se a relação P-B estiver entre 1 e 2, o volume do óxido é semelhante ao do metal, pelo que o óxido formado é aderente ao substrato, não poroso e protetor. Foi calculado que o rácio P-B para a formação de TiO2 é de 1,76, indicando que o TiO2 formado é protetor[44].

b) Compatibilidade mecânica

A biomecânica envolvida na implantologia deve incluir, pelo menos, (1) a natureza das forças de mordedura nos implantes, (2) a transferência das forças de mordedura para os tecidos interfaciais e (3) a reação biológica dos tecidos interfaciais às condições de transferência de tensão. A transferência de tensão interfacial e a biologia interfacial representam problemas mais difíceis e inter-relacionados. Embora muitos estudos de engenharia tenham demonstrado que variáveis como a forma do implante, o módulo de elasticidade, a extensão da ligação entre o implante e o osso, etc., podem afetar as condições de transferência de tensão, a questão não resolvida é se existe algum significado biológico para essas diferenças. Os resultados clínicos bem sucedidos obtidos com implantes dentários osseointegrados sublinham o facto de estes implantes suportarem facilmente cargas mastigatórias consideráveis. De facto, foi relatado que as forças de mordida em pacientes com estes implantes eram comparáveis às de pacientes com dentições naturais.

Um aspeto crítico que afecta o sucesso ou fracasso de um implante é a forma como as tensões mecânicas são transferidas do implante para o osso sem problemas [45]. É essencial que nem o implante nem o osso sejam sujeitos a tensões para além da sua capacidade de fadiga a longo prazo. Também é necessário evitar qualquer movimento relativo que possa produzir abrasão do osso ou afrouxamento progressivo dos implantes. Um implante osseointegrado proporciona uma ligação direta e relativamente rígida do implante ao osso. Isto é uma vantagem porque proporciona uma interface duradoura sem qualquer alteração substancial na forma ou duração.

Figura: Relação entre a tensão de cedência e o módulo de elasticidade de vários biomateriais.

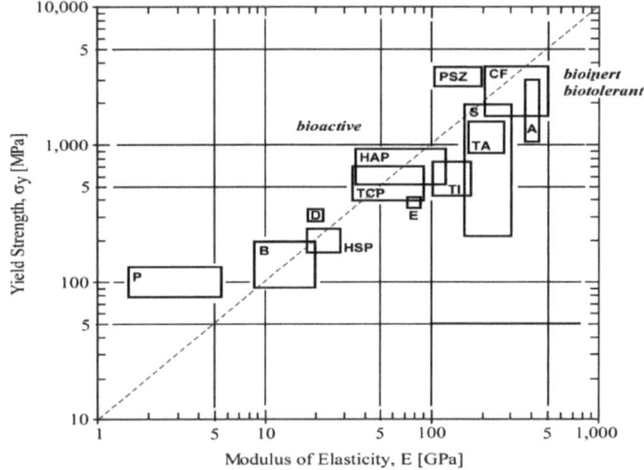

P: materiais poliméricos, B: osso, D: dentina, HSP: polímeros de alta resistência (por exemplo, Kevlar), E: esmalte, TCP: fosfato tricálcico, HAP: hidroxiapatite, TI: titânio comercialmente puro, TA: ligas de titânio (por exemplo, Ti-6Al-4V), S: aço inoxidável da série 304, PSZ: zircónia parcialmente estabilizada, A: alumina, CF: fibra de carbono.

A figura mostra uma relação entre a força de cedência e o módulo de elasticidade (por outras palavras, a rigidez) de vários tipos de biomateriais e ossos que estão a receber tecido vital para implantes colocados. Como se pode ver claramente, a resistência e a rigidez de todos os biomateriais em causa estão relacionadas linearmente em ambas as escalas logarítmicas. Do ponto de vista da continuidade da tensão, é ideal escolher quaisquer materiais implantáveis que tenham valores de resistência e rigidez próximos dos do osso recetor. O revestimento de hidroxiapatite sobre implantes de titânio tem sido amplamente adotado, uma vez que tanto a hidroxiapatite (HA) como o osso vital recetor possuem composições químicas semelhantes, pelo que se pode esperar uma adaptação precoce. Ao mesmo tempo, a EHA está posicionada entre os valores de EB e EI; como resultado, o revestimento de HA terá uma segunda função de compatibilidade mecânica para fazer uma transferência suave da tensão (ou para minimizar a tensão interfacial). Esta é uma das típicas retrospectivas, uma vez que o revestimento de HA é originalmente e ainda hoje funciona devido à semelhança da sua composição química com o osso recetor.

c) Compatibilidade morfológica

A superfície desempenha um papel crucial nas interações biológicas por quatro razões. Em primeiro lugar, a superfície de um biomaterial é a única parte em contacto com o bioambiente. Em segundo lugar, a região da superfície de um biomaterial é quase sempre diferente, em termos de morfologia e de composição, da parte principal. As diferenças resultam do rearranjo molecular, da reação da superfície e da contaminação. Em terceiro lugar, no caso dos biomateriais que não libertam nem deixam escapar substâncias biologicamente activas ou tóxicas, as caraterísticas da superfície determinam a resposta biológica. E, em quarto lugar, algumas propriedades da superfície, como a topografia, afectam a estabilidade mecânica da interface implante/tecido [46].

Num artigo científico [39], verificou-se que a morfologia da superfície de implantes bem sucedidos tem limites superiores e inferiores na rugosidade média (1-50μ m) e no tamanho médio das partículas (10-500μ m), independentemente dos tipos de materiais de implante (metálicos, cerâmicos ou poliméricos). Se o tamanho das partículas for inferior a 10μ m, a superfície será mais tóxica para as células fibroblásticas e terá uma influência adversa nas células devido à sua presença física, independentemente de quaisquer efeitos tóxicos químicos. Se o poro for superior a

500μ m, a zona de superfície não mantém uma integridade estrutural suficiente porque é demasiado grosseira. Esta é a terceira compatibilidade - a compatibilidade morfológica [39,40].

Foi investigado o efeito da rugosidade da superfície (Ra: 0,320, 0,490 e 0,874 μm) da liga de titânio Ti-6Al-4V na resposta a curto e longo prazo das células da medula óssea humana in vitro e na adsorção de proteínas [47]. Foram determinadas a fixação celular, a proliferação celular e a diferenciação (atividade específica da fosfatase alcalina). A adsorção de proteínas da albumina de soro bovino e da fibronectina, a partir de soluções de proteínas simples em superfícies rugosas e lisas de Ti-6Al-4V, foi examinada com XPS e marcação por rádio. Verificou-se que (i) a fixação e a proliferação de células eram sensíveis à rugosidade da superfície e aumentavam à medida que a rugosidade do Ti-6Al-4V aumentava, (ii) a albumina humana era adsorvida preferencialmente no substrato liso e (iii) o substrato rugoso ligava uma quantidade mais elevada de proteínas totais (a partir de meio de cultura fornecido com 15% de soro) e fibronectina (10 vezes) do que o substrato liso [47], sugerindo a importância da rugosidade.

Os eventos que conduzem à integração de um implante no osso e, consequentemente, determinam o desempenho a longo prazo do dispositivo, ocorrem em grande parte na interface formada entre o tecido e o implante [48]. O desenvolvimento desta interface é complexo e é influenciado por numerosos factores, incluindo a química da superfície e a topografia da superfície do material estranho [49-53]. Por exemplo, Oshida et al. trataram o NiTi por decapagem ácida em HF-HNO3-H2O (1:1:5 em volume) à temperatura ambiente durante 30 segundos para controlar a topologia da superfície e dissolver seletivamente o Ni, resultando numa camada superficial enriquecida com Ni [54], demonstrando que a topologia da superfície pode ser facilmente controlada.

3. Segurança da RMN e compatibilidade de imagem

A ressonância magnética (RM) é uma tecnologia desenvolvida no domínio da imagiologia médica que é provavelmente a mais inovadora e revolucionária, para além da tomografia computorizada. A RM é uma técnica de imagiologia tridimensional utilizada para obter imagens dos protões do corpo através da utilização de campos magnéticos, radiofrequências, detectores electromagnéticos e computadores [55]. Para milhões de pacientes em todo o mundo, os exames de RM fornecem informações essenciais e que podem salvar vidas. Alguns dispositivos, como pacemakers e neuroestimuladores, têm limitações relacionadas com a segurança da RM e podem ser contra-indicados para utilização com RM.

Um número ainda maior de dispositivos, como stents, filtros da veia cava e alguns tipos de cateteres e fios-guia, são seguros para utilização com a RM, mas têm uma compatibilidade limitada com a imagem por RM. Alguns destes dispositivos simplesmente não são bem visualizados em RM. Outros têm propriedades que interferem com a imagem de RM, causando um artefacto de imagem (distorção) na área dentro e à volta do dispositivo, limitando a eficácia da RM para auxiliar a colocação ou o acompanhamento diagnóstico destes implantes.

Pode ser contraindicado em determinadas situações porque o campo magnético presente no ambiente de RM pode, em determinadas circunstâncias, resultar no movimento ou aquecimento de um dispositivo de implante ortopédico metálico. Os metais que exibem atração magnética no ambiente de RM podem estar sujeitos a movimento (deflexão) durante o procedimento. Tanto os dispositivos metálicos magnéticos como os não magnéticos de determinadas geometrias podem também ser sujeitos a aquecimento causado por interações com o campo magnético. Uma preocupação secundária é a possibilidade de ocorrência de artefactos de imagem que podem comprometer o procedimento e a qualidade da imagem.

Existem atualmente vários investigadores, bem como um comité ASTM, a explorar métodos para avaliar com precisão a compatibilidade dos dispositivos de implantes com a RMN. O principal objetivo da investigação tem sido a medição do movimento do implante em resposta a um campo magnético. Shellock e colaboradores [56-58] efectuaram vários estudos em que o movimento/deflexão de vários implantes ortopédicos foi medido na região de campo magnético elevado (0,3-1,5 Tesla) das unidades de RM. Os resultados destes estudos não revelam qualquer movimento mensurável dos implantes fabricados em ligas de cobalto, titânio e aço inoxidável. A deflexão do movimento de implantes ortopédicos selecionados numa unidade de RMN de 3,0 Tesla também foi examinada e verificou-se que os dispositivos fabricados em cobalto, titânio e aço inoxidável apresentavam pouco ou nenhum movimento/deflexão [59].

O metal ferromagnético provocará uma não homogeneidade do campo magnético, que, por sua vez, causa um vazio de sinal local, frequentemente acompanhado por uma área de elevada intensidade de sinal, bem como uma distorção da imagem. Criam o seu próprio campo magnético e alteram drasticamente as frequências de precessão dos protões nos tecidos adjacentes. Os tecidos adjacentes a componentes ferromagnéticos são influenciados pelo campo magnético induzido do hardware metálico em vez do campo principal e, por conseguinte, não processam ou processam-no a uma frequência diferente, pelo que não geram um sinal útil. Dois componentes contribuem para o artefacto de suscetibilidade: o magnetismo induzido no próprio componente ferromagnético e o magnetismo induzido nos protões adjacentes ao componente. Os artefactos de metal podem ter aparências variadas nos exames de RM devido ao tipo de metal ou à configuração da peça de metal. Em relação à imagiologia, as ligas de titânio são menos ferro-magnéticas do que o cobalto e o aço inoxidável, induzem menos artefactos de suscetibilidade e resultam numa degradação menos acentuada da imagem [59-61].

Texturização de superfícies

As modificações da superfície têm sido aplicadas a biomateriais metálicos para melhorar as propriedades mecânicas, químicas e físicas, como a resistência ao desgaste, a resistência à corrosão, a biocompatibilidade e a energia da superfície, etc. Para melhorar a retenção mecânica entre duas superfícies, uma ou ambas as superfícies são normalmente modificadas para aumentar a área de superfície efectiva através do método de jato de areia, shot-peening ou laser-peening. Outro objetivo distinto da modificação da superfície é encontrado nas superfícies dos implantes, tanto para aplicações dentárias como ortopédicas, a fim de apresentar compatibilidades biológicas, mecânicas e morfológicas com os tecidos duros/moles vitais receptores, o que resulta na promoção da osseointegração [62].

Tais modificações são, em geral, divididas em duas categorias: texturização côncava da superfície e texturização convexa da superfície. As texturas côncavas da superfície podem ser obtidas através da remoção de material da sua camada superficial por ação química ou eletroquímica, ou por indentações mecânicas (causadas por jato de areia, shot-peening ou laser-peening) [62]. Por outro lado, as superfícies texturizadas convexas podem ser formadas através da deposição de certos tipos de partículas por uma de várias técnicas de deposição física ou química (como CVD, PVD, pulverização por plasma, etc.) ou por ligação por difusão [62]. Se a densidade e a porosidade das partículas depositadas puderem ser adequadamente controladas, pode obter-se uma superfície porosa, que conduzirá a um crescimento ósseo bem sucedido. A medição da rugosidade da superfície é um dos métodos mais frequentes e mais fáceis de utilizar para caraterizar as superfícies modificadas. Por isso, a alternância da rugosidade da superfície também deve ser discutida em associação com as modificações da superfície.

A sobrevivência biológica, particularmente a longevidade das juntas adesivas biológicas, depende frequentemente de películas de superfície finas. As superfícies e as interfaces comportam-se de forma completamente diferente das propriedades em massa, como já foi referido. As caraterísticas da superfície de um biomaterial regem os processos envolvidos na resposta biológica. As propriedades da superfície, como a química da superfície, a energia da superfície e a morfologia da superfície, podem ser estudadas para compreender a região da superfície dos biomateriais [62].

A superfície desempenha um papel crucial nas interações biológicas por quatro razões: (1) a superfície de um biomaterial é a única parte que entra em contacto com o bioambiente, (2) a região da superfície de um biomaterial é quase sempre diferente, em termos de morfologia e composição, da maior parte do material, (3) no caso dos biomateriais que não libertam ou deixam escapar substâncias biologicamente activas ou tóxicas, as caraterísticas da superfície determinam a resposta biológica (material estranho vs. tecido hospedeiro) e (4) algumas propriedades da superfície, como a topografia, afectam a estabilidade mecânica da interface implante-tecido [63-67]. Tal como a interface, a superfície tem uma certa espessura caraterística, (1) para o caso em que a reação interatómica é dominante, como a humidificação ou a adesão, os átomos dentro de uma profundidade de 100 nm (1.000 Å) serão importantes, (2) para o caso da interação mecânica, como a tribologia e o endurecimento da superfície, uma vez que a elasticidade devida ao contacto da superfície e a camada plasticamente deformada serão uma área determinante, a espessura de cerca de 0.1-10 μm será importante, e (3) para o caso em que a transferência de massa ou a corrosão estão envolvidas, a camada efectiva para evitar a difusão será de 1-100 μm [63-67].

1. **Jato de areia**

A decapagem por jato de areia, bem como a granalhagem (que será abordada na secção seguinte), tem três objectivos: (1) limpar os contaminantes da superfície antes de qualquer outra operação, (2) tornar as superfícies ásperas para aumentar a área efectiva da superfície (por exemplo, em algumas circunstâncias, a área efectiva da superfície pode ser o dobro da área original da superfície) e (3) produzir tensões residuais de compressão benéficas para a superfície [68]. Consequentemente, estas superfícies tratadas apresentam uma energia de superfície mais elevada, indicando uma maior atividade química e física da superfície e melhorando a resistência à fadiga, bem como a vida à fadiga devido à tensão residual compressiva [68]. A fim de obter uma fixação satisfatória e a biofuncionalidade de materiais biotolerados e bioinertes, foram produzidas algumas das alternâncias mecânicas da superfície, tais como a superfície roscada, a superfície estriada, a superfície porosa e a superfície rugosa, que promovem o crescimento de tecidos e ossos [69]. Mas, até à data, não existe qualquer relatório sobre a rugosidade adequada a biomateriais metálicos específicos. De um modo geral, a nível macroscópico (>10 μm), a rugosidade influenciará as propriedades mecânicas da interface, a forma como as tensões são distribuídas e transmitidas, o encravamento mecânico da interface e a biocompatibilidade dos biomateriais.

Numa escala mais pequena, a rugosidade da superfície na gama de 10 nm a 10μ m pode influenciar a biologia da interface, uma vez que é da mesma ordem de grandeza que as células e as biomoléculas grandes [46]. As variações topográficas da ordem dos 10 nm ou menos podem tornar-se importantes porque a microrrugosidade nesta escala de comprimento consiste em defeitos do material, tais como limites de grão, degraus de deslocação e vacâncias, que são conhecidos por serem locais activos para adsorção, podendo assim influenciar a ligação das biomoléculas à superfície do implante. Há provas de que a rugosidade da superfície à escala micrónica permite a adesão celular que altera a resposta global do tecido aos biomateriais [46]. As superfícies micro rugosas permitem uma melhor adesão precoce de iões ou átomos minerais, biomoléculas e células, formam uma fixação mais forte do osso ou do tecido conjuntivo, resultam numa camada de reação tecidular mais fina, com células inflamatórias diminuídas ou ausentes, e impedem a adesão de microrganismos e a acumulação de placas, quando comparadas com as superfícies lisas [46].

2. Deteção de tiros e deteção de laser

O shotpeening (que é uma técnica semelhante à decapagem com areia, mas com uma potência, intensidade e direção de decapagem mais controladas) é um processo de trabalho a frio em que a superfície de uma peça é bombardeada com pequenos meios esféricos denominados granalha. Cada pedaço de granalha que atinge o material actua como um pequeno martelo, conferindo à superfície pequenas reentrâncias ou covinhas. Para que a covinha seja criada, as fibras superficiais do material têm de ceder em tensão. Por baixo da superfície, as fibras tentam restaurar a forma original da superfície, produzindo assim, por baixo da covinha, um hemisfério de material trabalhado a frio, altamente tensionado em compressão. Os entalhes sobrepostos (por vezes designados por entalhes forjados) desenvolvem uma camada uniforme de metal sob tensão de compressão residual. Tanto as tensões de compressão como os efeitos do trabalho a frio são utilizados na aplicação da granalhagem na conformação de peças metálicas, denominada "conformação por granalhagem" [70].

A tecnologia de peening a laser foi recentemente desenvolvida, alegando ser um método de peening sem contacto, sem meios e sem contaminação [70]. Antes do tratamento, a peça de trabalho é coberta com uma camada ablativa protetora (tinta ou fita adesiva) e uma fina camada de água. Os impulsos de nanossegundos (10-30 ns) de alta intensidade (5-15 GW/cm2) do feixe de luz laser (3-5 mm de largura) que atingem a camada ablativa geram um plasma de curta duração que provoca uma onda de choque que penetra na peça de trabalho. A onda de choque induz uma tensão residual compressiva que penetra sob a superfície e reforça a peça [71-74], resultando em melhorias na vida à fadiga e retardando a ocorrência de fissuras por corrosão sob tensão. Cho et al. trataram a laser parafusos de CpTi e inseriram-nos na metáfise da tíbia direita de coelhos brancos durante 8 semanas [75]. Foi referido que (i) o SEM dos implantes tratados com laser demonstrou um padrão de favo de mel profundo e regular com poros pequenos, e (ii) após oito semanas de implantação, o binário de remoção foi de 23,58 N-cm para os implantes de controlo maquinados e de 62,57 N-cm para os implantes tratados com laser. Gaggl et al. referiram que (i) as superfícies dos implantes de Ti tratados a laser apresentavam uma elevada pureza com rugosidade adequada para uma boa osteointegração e (ii) o Ti tratado a laser tinha padrões regulares de microporos com intervalos de 10-12 µm, diâmetro de 25 µm e profundidade de 20 µm [76].

3. Modificações químicas, electroquímicas e térmicas

Existem vários resultados experimentais sobre reacções químicas, electroquímicas, térmicas e combinações destas no que diz respeito à alteração da superfície de Ti para facilitar melhores reacções químicas, mecânicas e biológicas. Endo [77] tratou o NiTi em 30% de NHO3, depois aqueceu-o a 400 °C durante 0,75 h, e o tratamento com NHO3, seguido de ebulição em água durante 6-14 h. As superfícies de NiTi tratadas de forma variada foram testadas quanto à resistência à dissolução em soro bovino. Verificou-se que (i) as hastes tratadas termicamente apresentavam uma libertação de iões metálicos significativamente menor devido à formação de óxido de rutilo (TiO2) estável, (ii) a fibronectina do plasma humano (uma proteína adesiva) foi imobilizada covalentemente num derivado de alquilamino silano do substrato de NiTi com glutaraldeído, e (iii) os espectros XPS sugeriram que o gama-aminopropiltrietoxissilano (γ-APS) estava ligado à superfície através de ligações metalossiloxano (Ti-O-Si) formadas através de uma reação de condensação entre a extremidade silanol do γ-APS e a superfície do grupo hidroxilo, com uma rede de siloxano altamente reticulada formada após tratamento térmico da superfície silanizada a 100 °C.

Com base nestes resultados, concluiu-se que a fibronectina do plasma humano foi imobilizada na superfície e promoveu significativamente a propagação dos fibroblastos, sugerindo que esta modificação química oferece um meio eficaz de controlar as interações metal/célula [77]. No estudo realizado por Browne et al. [78], as hastes de substituição da anca fabricadas a partir da liga Ti-6Al-4V foram tratadas à superfície e testadas quanto à resistência à dissolução em soro bovino. Os espécimes foram desengordurados em vapor de 1,2-dicloroetano e a superfície foi tratada de uma de quatro formas: (1) ácido nítrico a 35% durante 10 min - tratamento comercial típico, (2) ácido nítrico a 35% durante 16 h e enxaguado em água destilada, (3) aquecimento térmico num forno durante 0,75 h a 400 °C, e (4) ácido nítrico a 35%, depois envelhecido em água destilada a ferver num copo de sílica durante vários tempos, 6, 8, 10 e 14 h.

Verificou-se que o tratamento térmico e o envelhecimento dos óxidos de superfície promovem a formação de uma estrutura rutílica densa. Isto é eficaz na redução da dissolução de iões metálicos (até 80%), particularmente nas fases iniciais da implantação, em que a superfície da haste está em equilíbrio com o meio envolvente. Este benefício é ainda maior em superfícies rugosas com uma área de superfície aumentada. Concluiu-se, portanto, que (i) o tratamento térmico e o envelhecimento dos óxidos de superfície são importantes no que diz respeito aos implantes não cimentados e porosos, e (ii) esses tratamentos podem ser incorporados nos procedimentos de fabrico comercial para reduzir o risco de dissolução do metal como fator contributivo para a cirurgia de revisão [78].

4. Revestimento

A camada de revestimento não só tem de apresentar uma função esperada, dependendo dos seus objectivos específicos originais, como também é importante notar que a camada de revestimento só é funcional se aderir bem ao substrato metálico e se for suficientemente forte para transferir todas as cargas. O substrato revestido possui, pelo menos, duas camadas e uma interface intermédia. Se este acoplamento for sujeito a tensões, embora se deva assumir que o campo de deformação é um contínuo, o campo de tensões do acoplamento apresenta um campo discreto devido às diferenças no módulo de elasticidade, tal como discutido na secção anterior para a compatibilidade mecânica. Este campo discreto de tensões resulta em tensões interfaciais e, se a tensão interfacial for superior à resistência da ligação, o par pode ser descolado ou delaminado, fazendo com que a integridade estrutural deixe de ser mantida.

a. **Revestimento de carbono, vidro e cerâmica:** A superfície do Ti-6Al-4V foi modificada por mistura de feixes de iões com uma fina película de carbono [79].

b. **Revestimento de hidroxiapatite:** O aumento da osteocondutividade dos implantes de Ti é potencialmente benéfico para os pacientes, uma vez que encurta o tempo de tratamento médico e aumenta a estabilidade inicial do implante. Para obter uma melhor osteocondutividade, o revestimento de apatite [Ca10-x(HPO4)x(PO4)6-x(OH)2-x] tem sido habitualmente utilizado na superfície do implante de Ti [80].

c. **Revestimento Ca-P:** Tal como acabámos de rever, as evidências mostraram a formação de uma película semelhante à apatite contendo iões Ca e P quando o Ti foi pré-tratado em NaOH, seguido de imersão em SBF (fluido corporal simulado) ou PBL (líquido tamponado com fosfato). Clinicamente, verificou-se que, no caso do Ti, um aumento da espessura do óxido e uma incorporação de Ca e P foram encontrados em implantes de Ti colocados que tinham a forma de parafusos e que tinham sido integrados com Osseo nos maxilares dos pacientes durante períodos que variavam entre 0,5 e 8 anos. Estes factos proporcionam um conhecimento "retrospetivo", que mais tarde será utilizado para modificar as superfícies de Ti.

d. **Revestimento composto:** Os revestimentos bioactivos de fosfato de cálcio (CaP) foram produzidos em titânio utilizando vidro à base de fosfato (vidro P) e hidroxiapatite (HA), e a sua viabilidade para aplicações em tecidos duros foi analisada in vitro por Kim et al. [81].

e. **Revestimento de TiN**: Apesar da sua elevada resistência, baixa densidade e boa resistência à corrosão, a utilidade das ligas de Ti em componentes de engenharia geral é frequentemente limitada pela sua fraca resistência ao desgaste. Se a superfície da liga for sujeita a condições de deslizamento ou fretting, o desgaste adesivo pode levar rapidamente a uma falha catastrófica, a menos que seja efectuada uma engenharia de superfície adequada. Para combater as cargas de contacto modestas, estão disponíveis comercialmente vários tratamentos de superfície, como a nitretação por plasma ou o revestimento PVD com TiN. O nitreto de titânio é conhecido pela sua elevada dureza superficial e resistência mecânica. Foi também referido que a dissolução dos iões de Ti é muito baixa [82].

f. **Revestimento de Ti:** Lee et al. efectuaram um estudo in vivo para avaliar o comportamento e a estabilidade mecânica de implantes com três tipos de superfície: Ti de superfície lisa, Ti de superfície rugosa com revestimento por pulverização de plasma e Ti tratado com álcali e calor. Os implantes foram inseridos transversalmente no fémur de um cão e avaliados às 4 semanas de cicatrização. Às quatro semanas de cicatrização após a implantação no osso, verificou-se que (i) o tecido de cicatrização foi mais extensivamente integrado com um implante de Ti tratado termicamente e alcalino do que com os implantes de superfície lisa e/ou superfícies rugosas de titânio, (ii) a força de ligação óssea (força de extração) entre o osso vivo e o implante foi observada por uma máquina de ensaio universal, (iii) as forças de tração dos implantes de Ti de superfície lisa, Ti revestido por pulverização de plasma e Ti tratado termicamente e alcalino foram de 235, 710 e 823 N, respetivamente, e (iv) os dados histológicos e mecânicos demonstraram que a seleção adequada do desenho da superfície pode melhorar o crescimento ósseo inicial e induzir uma aceleração da resposta de cicatrização, melhorando assim o potencial de osteointegração do implante. Histologicamente, foi demonstrado que o Ti é um material altamente biocompatível, devido à sua boa resistência à corrosão, à ausência de efeitos tóxicos nos macrófagos e fibroblastos e à ausência de resposta inflamatória nos tecidos peri-implantares [83-87]

g. **Revestimento de película de titânio:** A elevada resistência à corrosão e a boa biocompatibilidade do Ti e das suas ligas devem-se a uma fina película passiva que consiste essencialmente em TiO2. No entanto, há cada vez mais provas de que, em determinadas condições, pode ocorrer uma libertação extensiva de Ti in vivo. Foi utilizada uma técnica de deposição por pulverização catódica assistida por feixe de iões para depositar películas espessas e densas de TiO2 em superfícies de Ti e de aço inoxidável. Foi medida uma maior resistência eléctrica da película, uma menor densidade de corrente passiva e uma menor densidade de dadores (da ordem dos 1015 cm-3) para a película de óxido depositada por pulverização catódica sobre Ti, em contraste com a película de óxido passivo formada naturalmente sobre Ti (densidade de dadores da ordem dos 1020 cm-3).

Verificou-se que (i) a superfície revestida apresentava uma melhor resistência à corrosão em solução salina tamponada com fosfato e (ii) a melhor proteção contra a corrosão da película de óxido depositada por pulverização catódica pode ser explicada por uma baixa concentração de defeitos e, consequentemente, por um processo lento de transporte de massa através da película. O Instituto Nacional de Investigação Industrial de Nagoya estabeleceu uma tecnologia para a formação de uma película de óxido de Ti-O com gradiente funcional sobre Ti-6Al-4V através do método de deposição de vapor por pulverização catódica reactiva DC. A espessura total da película na experiência foi de 3 µm, e a dureza Vickers da superfície foi de 1.500 (vs. CpTi: 200-300) [88].

5. Superfície e textura **com controlo de porosidade**

Como resultado do revestimento das superfícies de titânio, é produzida uma porosidade superficial não controlada. Tal como referido na secção anterior, não são apenas as propriedades do material revestido, mas também a porosidade em si, que contribuem para uma osseointegração favorável. Existem várias investigações e métodos propostos para controlar a porosidade da superfície. O compósito de metal vazio (VMC) é um metal poroso desenvolvido para fixar uma prótese ao osso através do crescimento de tecido. O material é fabricado através de técnicas que produzem estruturas com porosidade, densidade e propriedades físicas controladas. A capacidade de produzir uma gama de estruturas cria porosidades para estudar os efeitos do tamanho, forma e densidade dos poros na resistência da interface osso/metal. O Ti-6Al-4V é o metal de eleição para o VMC. Foi selecionado pela sua resistência à corrosão, boas propriedades mecânicas, baixa densidade e boa tolerância pelo tecido corporal. Foram fabricadas estruturas com tamanhos de poros esféricos que variam entre 275 e 650 μm, com densidades teóricas até 80%. A estrutura óptima para a força de fixação parece ser um tamanho de poro de 450 μm e 50% de densidade teórica [89]. A porosidade de controlo pode ser obtida por jato de alumina ou titânia [90].

A topografia dos implantes de titânio é importante no que respeita à fixação celular. Chung et al. [91] examinaram as topografias de três sistemas de implantes como recebidos (Nobel pharma, Swede-Vent e Screw-Vent), seguidos de oxidação térmica (700 °C durante 240 min) e anódica (70 V numa solução de ácido acético 1M) dos acessórios. Os dispositivos de fixação foram auto-perfurados no osso da costela de suíno recentemente sacrificado. Verificou-se que (i) a oxidação térmica e anódica, bem como a tensão de cisalhamento da implantação, não tiveram qualquer efeito na topografia, e (ii) o crescimento de óxidos e a tensão de cisalhamento da implantação não tiveram qualquer efeito na topografia [90].

Implantes dentários para pacientes em crescimento

Uma investigação considerável apoia a eficácia da reabilitação de uma mandíbula e maxilar total ou parcialmente edêntulos, utilizando próteses suportadas por implantes [92,93]. No entanto, quase todas as investigações científicas sobre implantes foram realizadas em adultos, quando a dinâmica do crescimento e desenvolvimento (estatural, esquelético, facial, dentoalveolar) não é um problema. Atualmente, verifica-se que a hipodontia severa ou mesmo a anodontia em crianças ou adolescentes, mais frequentemente associadas a síndromes congénitas como a displasia ectodérmica (DE), são tratadas com próteses implanto-suportadas para um desenvolvimento funcional e psicossocial ótimo do paciente pediátrico. No entanto, a inserção de implantes dentários em crianças ou adolescentes antes da conclusão do crescimento craniofacial pode causar problemas, uma vez que a maxila e a mandíbula estão a mudar dinamicamente durante a infância [94-97]. Por conseguinte, devem ser considerados vários aspectos relevantes antes de inserir um implante em pacientes em crescimento.

1. Considerações especiais sobre a terapia com implantes em crianças

O momento e o posicionamento do implante são as questões importantes a serem avaliadas cuidadosamente antes da terapia com implantes em pacientes jovens com crescimento dinâmico. A descoberta do momento ideal para o tratamento com implantes em crianças tem sido relatada como bastante difícil, uma vez que muitos aspectos diferentes têm de ser considerados ao encontrar a melhor estratégia de tratamento individual [98]. Para além disso, a falta de estudos clínicos relevantes sobre implantes a longo prazo em crianças e os seus efeitos no desenvolvimento das estruturas maxilofaciais também podem criar problemas no que diz respeito à altura do implante em pacientes jovens. Do ponto de vista ortodôntico, sabe-se que a altura mais segura para colocar implantes é durante a parte inferior da curva de crescimento adolescente em declínio, ou perto da idade adulta [99].

A maioria dos estudos tem defendido o adiamento da colocação de implantes até que o crescimento esquelético e dentário esteja concluído [100-102], especialmente quando estão presentes dentes naturais [102,103]. No entanto, em alguns casos, especialmente em crianças com mandíbula e maxila completamente edêntulas, a inserção de um implante endósseo pode ser necessária antes do crescimento craniofacial estar concluído. Além disso, ao avaliar pacientes jovens com implantes, deve-se ter cuidado ao generalizar os resultados, pois há dificuldades na previsão do processo de crescimento, que varia de indivíduo para indivíduo.

Os potenciais problemas associados à colocação de implantes endósseos em pacientes em crescimento foram abordados por muitos autores [102,104-109]. O facto de os implantes não acompanharem o crescimento normal da maxila ou da mandíbula nos três planos do espaço e poderem interferir com o crescimento normal do processo alveolar são questões importantes na implantologia de pacientes em crescimento [106,110,111]; além disso, o resultado final de um implante osseointegrado colocado durante o crescimento pode ser difícil de prever. Não existe capacidade de erupção compensatória ou movimento fisiológico da fixação do implante em indivíduos cujo crescimento é incompleto, uma vez que os implantes osseointegrados não possuem os mecanismos compensatórios de um ligamento periodontal e estão em aposição direta ao osso [108,109].

Um implante osseointegrado comporta-se como um dente anquilosado e fica submerso devido ao crescimento associado à erupção contínua dos dentes naturais vizinhos [108]. Na criança quase anadónica, no entanto, estes problemas podem ser negligenciados. A colocação de implantes na maxila e/ou mandíbula em crescimento, com apenas alguns dentes permanentes em falta, foi estudada e foi demonstrado clinicamente [102,112] e experimentalmente [108,109] que os implantes endósseos osseointegrados adjacentes aos dentes naturais não se movem na direção vertical, transversal ou sagital e ficam submersos devido à falta de crescimento associado ao crescimento alveolar e à erupção contínua dos dentes naturais vizinhos [107-109,113].

Os autores [108,109] afirmaram, no entanto, que é difícil extrapolar diretamente os resultados de animais para crianças em crescimento. Adicionalmente, foi também enfatizado que o facto de os implantes colocados adjacentes a dentes naturais numa criança em crescimento ficarem submersos não deve necessariamente ser considerado uma contraindicação para a utilização de implantes endósseos [98]. Kawanami et al. afirma que a infraposição ocorre mesmo em pacientes com mais de 20 anos de idade. Os estudos também relataram que as alterações em adultos ocorrem ao longo de décadas e também resultam em desalinhamento dos dentes. Além disso, sabe-se que a maior parte do crescimento esquelético nas mulheres é completada aos 15 anos, mas os homens crescem até aos 25 anos [102,106].

2. Estudos clínicos sobre a utilização de implantes **endósseos**

A literatura contém vários relatos anedóticos da utilização de implantes dentários em pacientes em crescimento, muitos deles com anodontia ou oligodontia, frequentemente associados a DE, ou devido a traumatismo [105,106,117,129-133]. A falta de estudos clínicos relevantes a longo prazo não impediu os clínicos de utilizarem próteses implanto-suportadas em crianças; os implantes dentários em crianças foram descritos na literatura dentária como um complemento bem sucedido da reabilitação oral [117,123,129,134,136]; e as taxas de sucesso dos implantes foram relatadas como sendo de 87% em pré-adolescentes (idades 7-11), 90% em adolescentes (idades 12-17), e 97% em adultos (mais de 17) [127]. Os estudos demonstraram que os implantes podem ter taxas de sucesso elevadas na criança edêntula [116], e os implantes colocados em raparigas após os 15 anos e em rapazes após os 18 anos de idade têm um melhor prognóstico do que em crianças mais novas [107,112].

Foram relatadas condições estáveis dos implantes após um período de observação de 4 a 5,5 anos em crianças com DE [117,129,134,136]. Alcan et al. [137] relataram o acompanhamento de 6 anos de uma criança com displasia ectodérmica que foi tratada com cirurgia de implantes muito cedo. Em pacientes edêntulos, as taxas de sobrevivência a 10 anos destes implantes foram de 82% e 94% para a maxila e mandíbula, respetivamente [116]. O implante endósseo mandibular foi colocado num paciente de 4 anos de idade com displasia ectodérmica hipohidrótica e oligodontia. Foi relatado que (i) a anomalia congénita não parece retardar a cicatrização e a osteointegração mantém-se após seis anos e três meses de carga, (ii) o crescimento e desenvolvimento do esqueleto mandibular e maxilar foi normal, (iii) no entanto, devido à falta de crescimento alveolar, com o tempo, o padrão de crescimento vertical do paciente mudou para um ângulo baixo. Este facto poderia ser corrigido alterando as alturas verticais do pilar e da prótese.

Consequentemente, nos casos de displasia ectodérmica com anodontia, a colocação precoce de implantes e próteses fixas pode ser uma boa opção de tratamento multidisciplinar para uma criança pouco cooperante. Balshi et al. [138] afirmaram as vantagens dos implantes (implantes Ti Brånemark, e também implantes zigomáticos) devido à singularidade biomecânica e estética associada à reabilitação orofacial protética relacionada com implantes para pacientes com DE. Uma opinião clínica semelhante pode ser encontrada em Becktor et al. [139], que utilizaram os implantes endósseos na reabilitação oral de pacientes adolescentes com HED e referiram que deve ser considerada uma opção de tratamento viável.

O relato clínico de um paciente de 18 anos com DE hipohidrótica, tratado com uma overdenture maxilar sobre implantes e uma prótese híbrida mandibular suportada por implantes osseointegrados, apresentou melhoras significativas na função oral e nas atividades psicossociais no acompanhamento de um ano.

Os pacientes com oligodontia podem beneficiar da utilização de implantes dentários na região anterior da mandíbula, com a restauração da função e melhoria do desenvolvimento psicossocial, sem esperar pela conclusão do crescimento para iniciar o tratamento. Em pacientes com DE mais velhos, para os quais o crescimento estabilizou, os implantes osseointegrados podem ser usados como um tratamento alternativo para suportar, estabilizar e reter a prótese [117,123].

Os insucessos no tratamento com implantes dentários podem ser classificados como precoces ou tardios, dependendo de determinadas complicações. Os insucessos tardios são geralmente atribuídos à peri-implantite e/ou sobrecarga oclusal. No entanto, a hipótese de que a sobrecarga oclusal causa perda óssea peri-implantar ainda está a ser debatida [140,143], e a evidência científica para tal relação não foi totalmente estabelecida [144]. Em vários estudos [145-147], defeitos ósseos marginais semelhantes às lesões periodontais encontradas em torno dos dentes foram criados experimentalmente em torno dos tecidos peri-implantares, através da acumulação de placa promovida por vários métodos.

Embora um número crescente de relatórios tenha apresentado o tratamento regenerativo bem sucedido de defeitos de peri-implantite [148-150], faltam provas histológicas de reosseointegração em humanos. Persson et al. [151] demonstraram apenas a formação de uma cápsula de tecido conjuntivo denso nos defeitos de peri-implantite junto a superfícies de titânio comercialmente puro num estudo com cães. No entanto, os mesmos autores demonstraram recentemente uma reosseointegração substancial junto a uma superfície jacteada/acidificada noutro estudo com cães [151,152]. Além disso, foi demonstrada uma rápida recuperação biológica do hospedeiro da superfície jacteada/acidificada, com sinais radiográficos precoces de perda de osseointegração [125].

3. Tratamentos **alternativos**

Na infância, uma prótese parcial removível (RPD) ou uma sobredentadura completa é frequentemente o tratamento de eleição devido à necessidade de modificar facilmente a prótese intra-oral durante os períodos de crescimento rápido. Estas opções de tratamento proporcionam ao paciente e à sua família um método de reabilitação oral fácil, económico e reversível. A cooperação do paciente, bem como o apoio da família, são necessários para que as próteses amovíveis sejam bem sucedidas em pacientes jovens.

Os benefícios funcionais, estéticos e psicológicos de uma restauração protética bem sucedida para estas crianças devem ser ponderados em relação à necessidade de mudar os pilares e à possibilidade de os implantes terem de ser removidos numa data posterior. Rockman et al. [156] relataram uma técnica que utiliza ímanes para melhorar a retenção de próteses maxilares e mandibulares num rapaz de 9 anos de idade, e sugeriram que o relato de caso introduz um desenho protético alternativo para crianças. Foi demonstrado que a anodontia tem muitos efeitos adversos nas condições psicológicas e fisiológicas dos pacientes durante a infância. Por conseguinte, devem ser aplicadas próteses completas.

Como regra geral, quanto mais jovem for a criança, mais fácil será a adaptação à dentadura. No entanto, o tratamento está completamente dependente da cooperação entre o paciente e os pais [156]. Com base no exame oral que mostrava anodontia total em ambos os arcos maxilar e mandibular, um paciente do sexo masculino de 5 anos de idade que tinha DE com anodontia foi tratado com próteses completas superiores e inferiores. Foi relatado que a retenção e a estabilização das próteses eram clinicamente aceitáveis. O tratamento protético em pacientes com displasia ectodérmica é difícil de gerir devido às deficiências orais típicas desta doença e porque os indivíduos afectados são bastante jovens quando são avaliados para tratamento.

Além disso, em pacientes pediátricos, com oligodontia ou anodontia, o uso de próteses para restaurar a forma e a função pode ser um desafio. Em conclusão, a utilização de implantes endósseos é uma opção viável para a reabilitação dentária de crianças com anodontia ou oligodontia. No entanto, os relatórios publicados sobre a aplicação de implantes em pacientes jovens são ainda muito limitados. São necessários ensaios longitudinais prospectivos, aleatórios e bem controlados que incluam um número suficiente de pacientes; e para um resultado bem sucedido, recomenda-se vivamente uma abordagem multidisciplinar para a reabilitação oral e maxilofacial destes pacientes.

LIGAÇÃO IMPLANTE-PILAR E INTERFACE

A maioria dos sistemas de implantes dentários é constituída por dois componentes: o implante e o pilar. O primeiro é o componente endosteal, que é colocado na primeira fase cirúrgica, e o segundo é a conexão transmucosa, que é geralmente fixada após a osseointegração do implante para suportar a restauração protética. A colonização de microrganismos orais através de espaços entre estas partes pode produzir inflamação dos tecidos moles ou o fracasso do tratamento da peri-implantite [157].

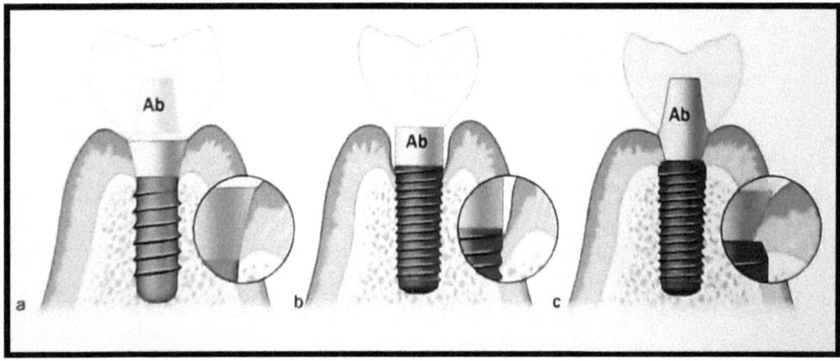

Fig 1 Três tipos principais de ligações implantes-pilares: (a) sem interface (a nível tecidular ou de um só corpo). (b) junta de topo, e (c) plataforma comutada. Ab abutment. Reproduzido com a permissão do Centro de Ciências da Saúde da Universidade do Texas em San Antonio (UTHSCSA).

Historicamente, a margem dos níveis ósseos reais à volta dos implantes dentários tem sido utilizada como um sinal de saúde e para ajudar a indicar ao médico se pode ser indicado um diagnóstico ou tratamento adicional para essa instalação. No entanto, a perda óssea na crista do osso ocorre à volta de muitos implantes e o momento e a razão para a perda óssea nem sempre são aparentes, são colocados na osteotomia de modo a que a parte superior do implante fique ao nível da crista óssea Para os implantes de nível ósseo, historicamente designados "não submersos" ou "de uma fase", o limite entre a superfície rugosa do implante e a superfície transmucosa mais lisa foi colocado ao nível da crista óssea, com a parte superior do implante no interior ou coronal em relação aos tecidos moles (Figs. 1a e 1b)

Geralmente, após algum período de cicatrização, o nível ósseo ou os implantes submersos eram descobertos numa segunda cirurgia e era colocado um pilar de cicatrização para que pudesse ocorrer a cicatrização dos tecidos moles. Finalmente, era fabricada uma coroa provisória e depois uma coroa definitiva sobre o implante. Durante estes processos, os tecidos moles eram manipulados através da elevação de um retalho da mucosa ou da utilização de um punção de véspera, e os tecidos moles eram moldados utilizando uma restauração provisória. Na literatura, quando se avaliam os níveis ósseos marginais, a radiografia de base pode ser qualquer uma destas três radiografias: a tirada aquando da colocação do implante, a tirada aquando da restauração provisória ou a tirada aquando da restauração definitiva.

Por este motivo, a avaliação das alterações do nível ósseo e da perda óssea à volta do implante pode ser confusa. Além disso, os critérios de sucesso são frequentemente utilizados com base na quantidade de perda óssea que ocorre durante o "primeiro ano e durante o período após o primeiro ano". Sem um ponto de tempo de referência acordado, a literatura varia muito na quantidade de perda óssea que é relatada em torno dos implantes. Isto é ainda agravado pelo facto de a maior quantidade de perda óssea que ocorre à volta dos implantes ocorrer geralmente pouco depois de o implante receber um pilar ou restauração de cicatrização. Por estas razões, é importante compreender quando e porque é que a perda óssea marginal ocorre à volta dos implantes dentários. Além disso, as alterações do nível ósseo marginal são historicamente críticas para determinar se um implante está ou não a sofrer a chamada "peri-implantite"[158]

Historicamente, a colocação de implantes dentários, tal como recomendada por Brånemark et al, era efectuada apenas por cirurgiões orais, em ambiente de bloco operatório; os implantes eram colocados na mandíbula edêntula para incorporar a estabilização bicortical; e a realização de uma radiografia era proibida devido ao receio de danificar as células ósseas responsáveis pela integração do implante na Osseo. Uma vez que este era o tipo predominante de implante utilizado nos primeiros tempos dos implantes cilíndricos endósseos do tipo parafuso, a radiografia de base foi efectuada quando a restauração definitiva foi colocada sobre o implante e não no momento da colocação do implante.

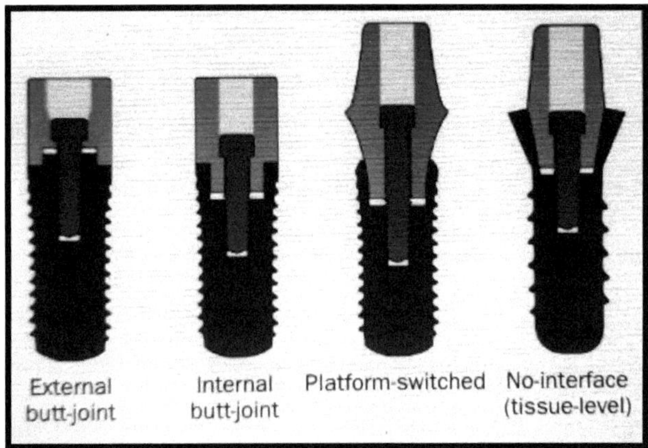

Fig 2 Diferentes tipos de conexões implante-pilar (ou coroa) na crista óssea: conexões externas de topo, conexões internas de topo, conexões com plataforma comutada e sem interfaces (ao nível do tecido ou de um corpo). Reproduzido com a autorização da UTHSCSA.

Qualquer perda óssea marginal que tenha ocorrido antes desse momento não foi detectada nestes casos. Mais tarde, tornou-se evidente que as radiografias podiam ser efectuadas no momento da colocação do implante sem interferir com a osteointegração e, quando estas radiografias eram utilizadas como linha de base, todas as alterações ósseas marginais associadas ao implante podiam ser avaliadas. Utilizando as radiografias tiradas aquando da colocação do implante como linha de base e avaliando as alterações ósseas marginais que ocorreram após a colocação, tornou-se óbvio que ocorre uma perda óssea inicial previsível logo após a colocação e a revelação do implante. As razões para esta perda óssea foram especuladas e incluem uma remodelação "natural" após a colocação do implante, trauma cirúrgico, perda de fornecimento de sangue, estabelecimento de largura biológica, uma reação ao stress, carga oclusal, influência da desconexão/reconexão do pilar, ou uma resposta a bactérias de componentes de implantes contaminados e infecções peri-implantares.

Table 1 Representative Manufacturers of Dental Implants and Their Availability of Products with Different Implant-Abutment Connections

Manufacturer	Connection		
	No interface	Butt-joint	Platform-switched
Biohorizons	×	×	×
Biomet 3i		×	×
Camlog		×	×
Dentsply	×	×	×
Nobel Biocare	×	×	×
Straumann	×		×
Zimmer Implant	×	×	×

Pensa-se que a resposta a bactérias e a infeção peri-implantar são os principais factores de perda óssea. Para aumentar a complexidade da compreensão das alterações ósseas marginais, existe o facto de serem utilizados vários tipos diferentes de conexões implante-pilar (ou coroa) e as interfaces resultantes na crista óssea, incluindo juntas de topo, conexões de plataforma comutada ou nenhuma interface com implantes ao nível do tecido ou de corpo único (Figuras 1 e 2). Recentemente, muitos fabricantes de implantes produziram vários implantes com estes tipos de ligações (Tabela 1). Para além disso, também ocorreram alterações no mecanismo de fixação do pilar (e/ou coroa) ao implante, que incluem diferentes tipos de conexões externas e internas, bem como conexões mantidas juntas por parafusos e/ou sinais tipo cone Morse[159].

Uma hipótese de trabalho para compreender as alterações ósseas marginais é que as interfaces dos implantes na crista óssea, contaminadas com bactérias, como a interface da articulação da extremidade, têm infecções localizadas que existem a 360 graus à volta do implante e que essas infecções localizadas, após as consequências iniciais (normalmente 1,5 mm de osso), existem em equilíbrio ("à espera") com o hospedeiro (semelhante às lesões de gengivite) até ocorrer uma complicação que perturbe o equilíbrio e cause mais perda óssea marginal devido a uma frente inflamatória. Esta hipótese deve ser interpretada à luz do facto de que, se o osso for saudável, não se remodela e perde volume (reabsorve). Em vez disso, existe um estado de equilíbrio constante em que a reabsorção óssea é equilibrada pela formação óssea e a reabsorção só ocorre quando a perda óssea não é substituída pela formação óssea[160].

TIPOS DE PILARES E CLASSIFICAÇÃO

Introdução

A utilização de implantes dentários para substituir o dente natural tornou-se uma prática comum na medicina dentária restauradora e cirúrgica contemporânea [161]. Na medicina dentária moderna, os implantes dentários desempenham o papel mais importante na substituição de dentes em falta. Os implantes proporcionam um excelente suporte para próteses fixas e removíveis, o que aumenta a função, em comparação com as próteses totais e parciais convencionais, e restaura a estética dos pacientes [162]. A reabilitação protética com implantes osseointegrados revelou-se a solução terapêutica de eleição para o tratamento de arcadas parcial ou totalmente edêntulas [163].

O sucesso do implante é o aspeto mais desejável que influencia grandemente a prática clínica e motiva o paciente a preferir próteses suportadas por implantes [1614]. As restaurações suportadas por implantes tornaram-se uma escolha de tratamento popular para a reabilitação de pacientes parcialmente edêntulos. A adaptação generalizada dos implantes dentários levou o clínico a utilizar materiais e protocolos de implantes que expandiram ainda mais a sua utilização. Este facto contribuiu em parte para a evolução da implantologia dentária "orientada para a restauração" [165].

Neste contexto, o conhecimento sólido do pilar do implante e dos vários princípios de conceção é um fator importante para o implante dentário. Um pilar é a parte de um implante que monta um dente preparado e foi concebido para ser aparafusado no corpo do implante. É o componente principal que proporciona retenção à prótese. As partes de um pilar incluem a base, que encaixa no núcleo interno do implante, a cabeça, que sobressai e serve de retentor da prótese, e o colar, que é colocado ao nível da gengiva e liga a base e a cabeça. O pilar pode ser do tipo de uma peça ou de duas peças [166] .

Classificação dos pilares **de implantes**

Vários tipos de pilares de implantes foram relatados na literatura para uso com as restaurações anteriores suportadas por implantes. Podem ser classificados de acordo com o método de ligação à restauração, material de fabrico, método de fabrico, tipo de ligação pilar-implante e cor [167] .

1. Método de ligação ao restauro:

a) Complexo pilar-coroa aparafusado

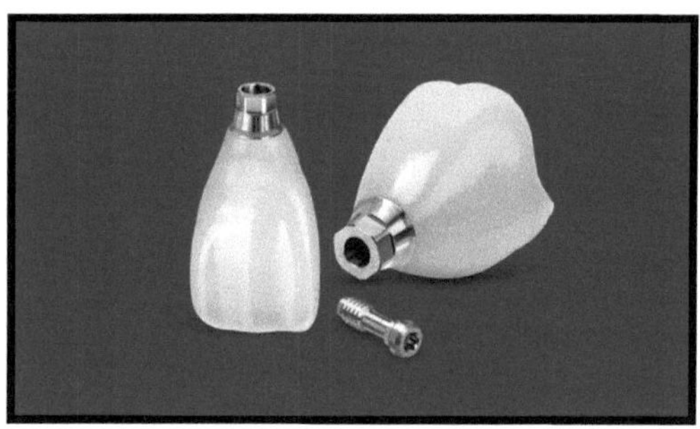

b} Desenho de duas peças com coroa aparafusada sobre o pilar

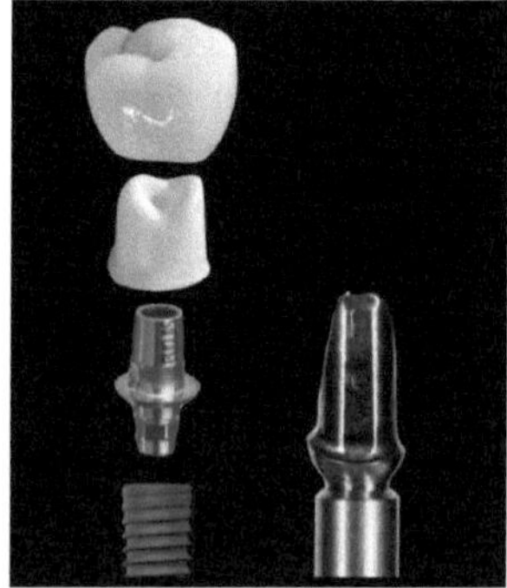

c) Desenho de duas peças com coroa cimentada sobre o pilar

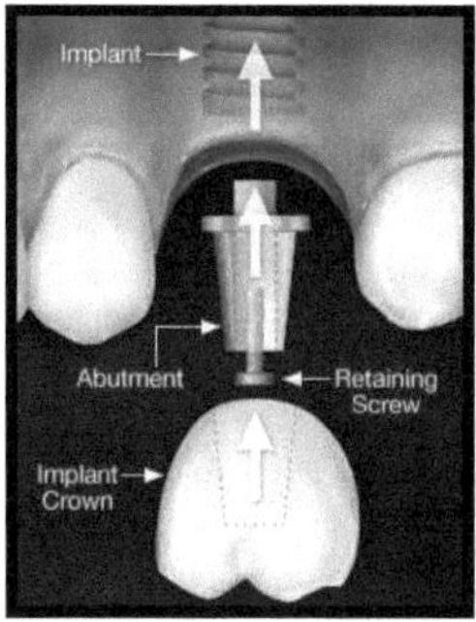

2. Ligação do pilar ao implante:

a) Ligação externa

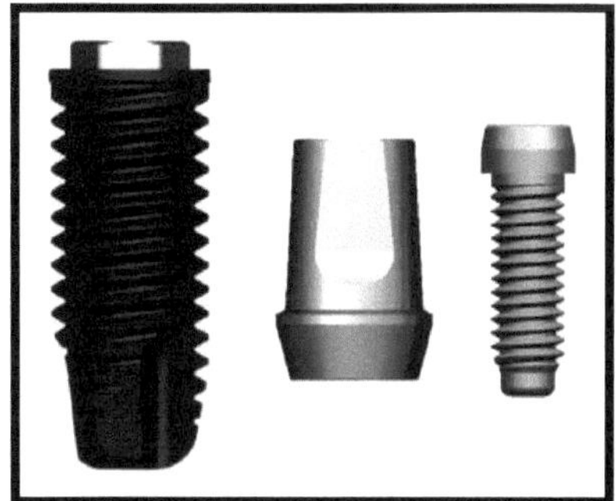

b) Ligação interna

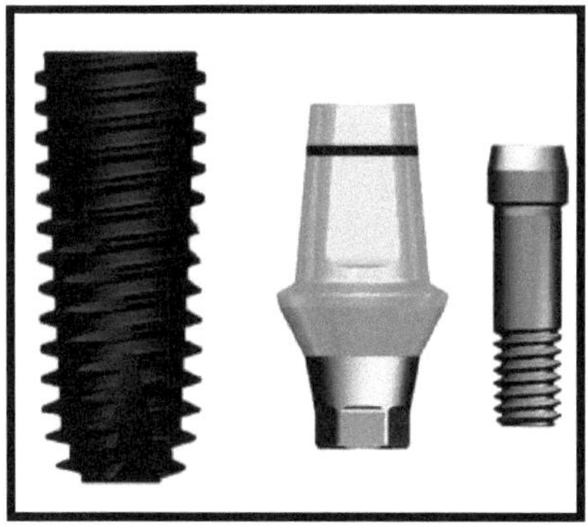

3. Material:

a) Titânio - Metal fundido (nobre, altamente nobre ou liga de metal de base)

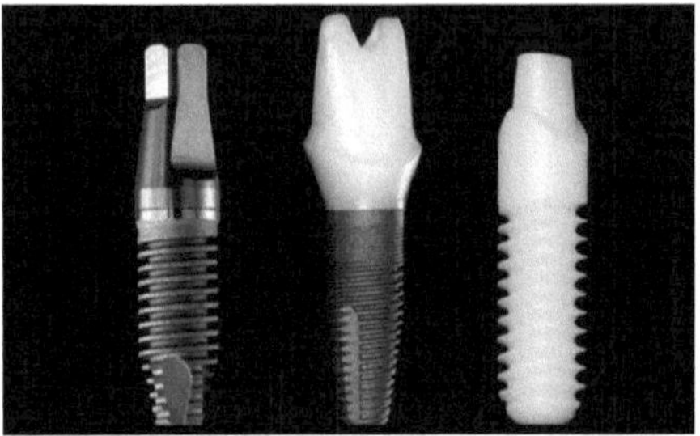

b) Metal fundido Com porcelana fundida na base

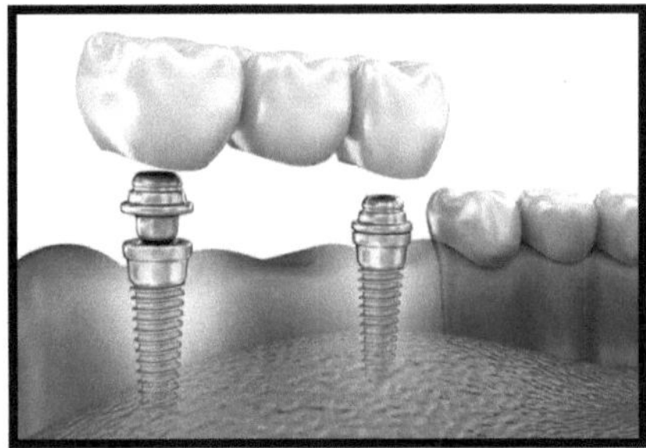

c) Alumina

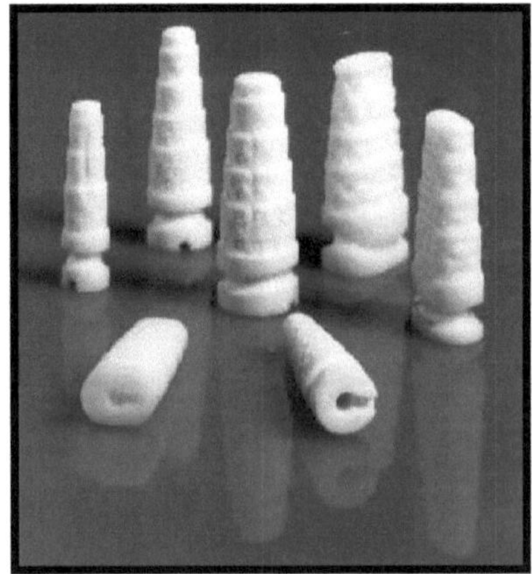

d) zircónio completo

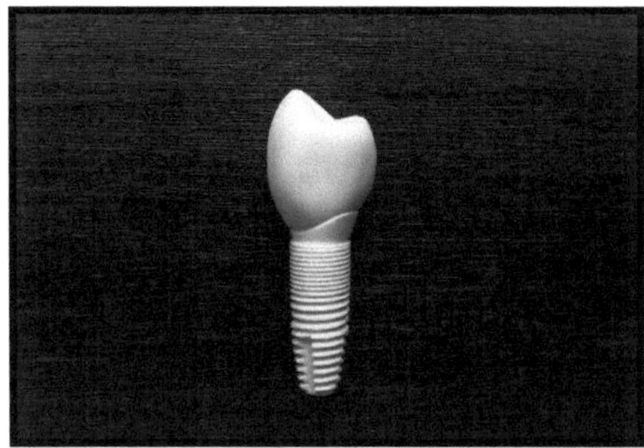

e) Zircónia com uma base de titânio (pilar híbrido de zircónia-titânio)

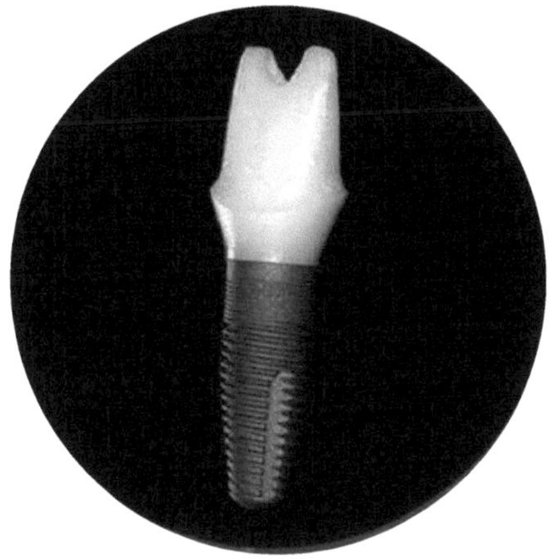

4. Método de fabrico:

a) Pré-fabricados (não modificados ou modificados)

b) Pilar fundido à medida

c) Pilar fresado por cópia personalizado

d) Pilar CADCAM personalizado

5. Cor:

a) Ouro

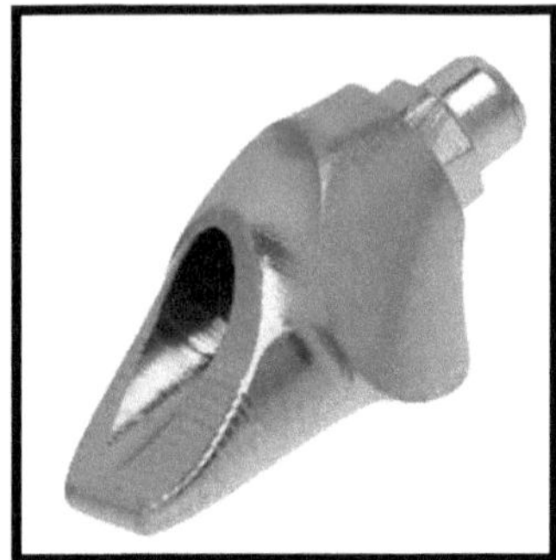

b) Prata (acabamento metálico)

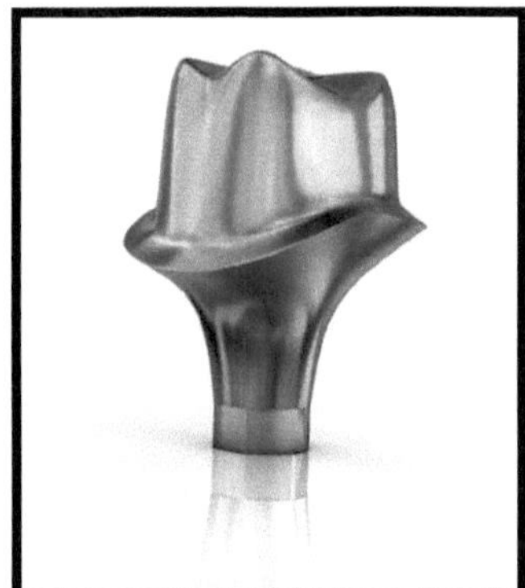

c) Branco puro

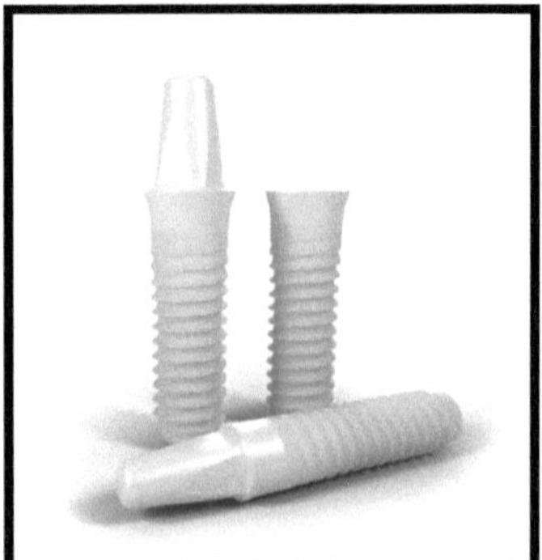

d) Branco personalizado

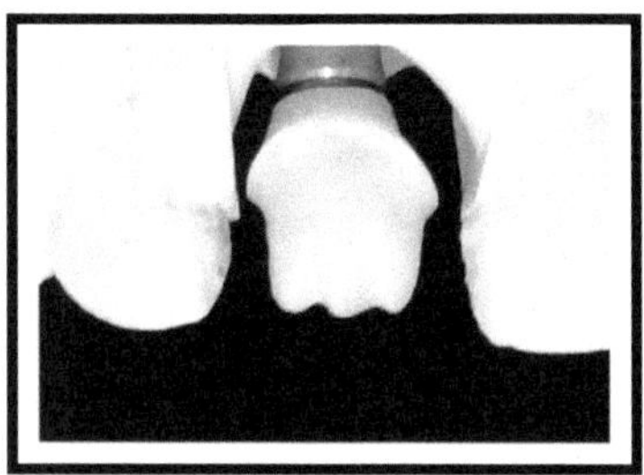

Pilar personalizado em zircónia com efeito mamelon-incisal.

Tonalidade rosa/gingival personalizada na região cervical. As várias formas de pilares são: pilar standard, pilar estheticone, pilar angulado, pilar ceraone e pilar overdenture

Diferentes tipos de pilares

Pilares standard Têm uma forma cilíndrica e estão disponíveis em várias alturas com os correspondentes parafusos de pilar Ti. A base tem uma forma hexagonal e encaixa no encaixe do implante. São utilizados para o fabrico de pontes fixas ancoradas no osso para desdentados. A junção da restauração do pilar é colocada 2 mm acima da mucosa oral para ajudar na higiene oral [168] .

Existem 2 tipos de técnicas de moldagem

A. Recolher / abrir a impressão do tabuleiro

B. Tipo de transferência / técnica de tabuleiro fechado [169] .

Utiliza-se uma coifa de impressão cónica, na qual a coifa é aparafusada no canal de parafuso interno do pilar e a impressão é efectuada sem remover a coifa. A coifa é então removida, ligada a um análogo, inserida na impressão e o molde é vazado. A outra, utiliza uma coifa de impressão quadrada que contém rebaixos que ficam bloqueados dentro da impressão. Os pinos-guia são desaparafusados e removidos da impressão. Esta última é uma técnica mais exacta. A base da coifa de impressão é redonda. Não é necessária uma caraterística anti-rotação para restaurações de implantes múltiplos. Um cilindro de liga de ouro que encaixa no topo do pilar padrão torna-se parte da restauração final após a moldagem. Os parafusos de ouro ligam o cilindro de ouro ao pilar. A restauração final é mantida no lugar por estes parafusos de ouro apertados a 10 Ncm [170] .

Pilares angulados Estes **pilares** incorporam uma angulação de trinta ou dezassete graus no seu desenho. São utilizados para ultrapassar problemas associados à angulação do implante. A base contém uma configuração de doze lados. São indicados para restaurações de implantes múltiplos [171] .

Pilares Estheticone São fabricados em Ti puro com uma base hexagonal e são cónicos. Os três tamanhos (um, dois e três) correspondem à altura do colar em milímetros. São utilizados para restaurações estéticas, restaurações aparafusadas de implantes múltiplos, restaurações de ceramo-metal e metal fundido. As restaurações são colocadas 2-3 mm subgengivalmente e dão um aspeto natural.

A técnica para a sua utilização é semelhante à descrita para os pilares standard [172] . Pilar Ceraone São pilares de titânio puro para restaurações unitárias cimentadas. Estão disponíveis várias alturas de colarinho que variam entre 1 mm e 5 mm. Têm uma base hexagonal e são ligados ao implante por um parafuso de pilar em liga de ouro com 32 Ncm de força. As coifas de impressão em plástico encaixam no pilar por resistência à fricção e são retiradas com a impressão. O análogo é colocado e o molde é vazado. São colocadas tampas de cicatrização para manter o suporte dos tecidos moles. A porcelana é aplicada às coifas de cerâmica para fabricar restaurações unitárias em cerâmica pura. É efectuada a cimentação temporária ou permanente. É fundamental remover o excesso de cimento [173] .

Pilar de sobredentadura Os pilares para encaixes de bola de sobredentadura são semelhantes ao pilar padrão. O componente macho é uma cabeça esférica do parafuso do pilar e o componente fêmea é uma tampa de plástico dentro da base da prótese. A tampa de plástico utiliza anéis de borracha que se encaixam no parafuso do pilar e proporcionam retenção [174] . Estão disponíveis análogos laboratoriais, dando a opção de incorporar os acessórios na clínica ou no laboratório. É simples e poupa tempo.

Tipos de pilares para implantes **anteriores e posteriores**

1. Pilares standard: Estes são pilares pré-fabricados feitos de titânio. São constituídos por duas peças, o pilar e o parafuso do pilar. Está disponível uma variedade de alturas com colares lisos que se estendem desde a cabeça do implante até à margem da coroa. O implante Nobel BioCare - Ceraone, tem um topo plano e encaixa num hexágono elevado para proporcionar um elemento anti-rotação para o pilar7. O pilar é retido pela cabeça do implante com um parafuso de ouro. Um pilar com cabeça cónica (Astratech, Frialit, Straumann) tem uma superfície de encaixe cónica correspondente, juntamente com um elemento anti-rotativo. A parte coronal de um pilar de dente único necessita de retenção e resistência adequadas para que a coroa seja retida por cimento no pilar. Outros desenhos (Astratech - dente único) têm um espaço entre o pilar e a coroa para permitir a libertação do cimento. Embora as suas margens não sigam o contorno gengival e não sejam adequadas para casos colocados labialmente, estes pilares são simples de usar, requerem um tempo mínimo de cadeira e oferecem retenção previsível e ajuste da coroa [175] .

2. Pilares preparáveis: O elemento de retenção para a coroa é um bloco de metal personalizado para uma preparação ideal. O pilar é preparado com uma broca de alta velocidade por via extra-oral. A margem gengival segue o contorno gengival e é colocada subgengivalmente no aspeto vestibular e supragengivalmente nos aspectos proximal e palatino. A superfície metálica que contacta com a coroa é deixada áspera para retenção e as que contactam com o tecido são alisadas. Podem ser preparados de duas formas. Uma é produzindo o pilar e a coroa final numa só fase. Isto é utilizado quando o tecido mole é saudável. É possível um bom ajuste marginal, embora exista o risco de uma fraca retenção a longo prazo. A outra consiste em preparar o pilar e a coroa provisória numa primeira fase, seguida da realização da impressão com o pilar colocado e a coroa definitiva, na segunda fase.

Este método oferece um resultado mais previsível, embora a impressão seja difícil de efetuar. É útil se a emergência e o perfil do tecido mole tiverem de ser modificados. Esta técnica adapta-se a todas as situações, lida com alterações de angulação e permite a remodelação dos tecidos moles e um bom perfil de emergência. As desvantagens desta técnica são o facto de exigir uma técnica laboratorial mais complexa, segundas impressões intra-orais e oferecer um ajuste menos previsível do pilar à coroa [176] .

3. Pilares totalmente personalizados: Estes são úteis em casos de posicionamento comprometido do implante. É efectuada a impressão da cabeça do implante e o pilar é colocado em posição no modelo. A forma do pilar é encerada no modelo e depois fundida9 em metal precioso. É possível mover o eixo longo da restauração final [177].

4. Pilares gerados por computador: Utilizando software informático, pode ser gerada e visualizada em 3 dimensões uma forma ideal de pilar10. É feita a impressão da cabeça do implante e o modelo de trabalho é colocado num scanner. São registadas as leituras da posição e angulação do implante. A posição da margem gengival pode ser sobreposta na imagem e enviada para um centro onde o pilar é fabricado em titânio [1778] .

5. Pilares de cerâmica: São feitos de porcelana densa. E têm uma boa taxa de sucesso. São altamente estéticos11. A coroa final deve ser fabricada em cerâmica pura e cimentada com um agente de cimentação da cor do dente. Não são adequados quando são necessárias alterações de angulação significativas [179] .

6. Pilares para coroas aparafusadas: São utilizados pilares concebidos para pontes, por exemplo, Estheticone-Nobel BioCare, Octa-Straumann. É necessário utilizar um cilindro de ouro que tenha uma faceta interna que encaixe no pilar [180] .

7. Pilares para coroas retidas com cimento: Os pilares de uma só peça não envolvem caraterísticas anti-rotativas no corpo do implante. São utilizados para implantes com múltiplas férulas. As vantagens destes pilares incluem o facto de não ser necessária uma chave dinamométrica, de serem mais fortes, de não se soltarem os parafusos, de serem menos dispendiosos e de ser fácil conseguir um assentamento completo. As desvantagens incluem o facto de só poderem ser utilizados para pilares múltiplos e não poderem ser utilizados para pilares angulados. Os pilares de duas peças encaixam caraterísticas anti-rotação no corpo do implante e o parafuso do pilar fixa o pilar e o corpo do implante. São utilizados para implantes de um único dente, na técnica indireta para o fabrico de próteses e em situações de pilar angulado. Proporcionam resistência anti-rotativa sob forças de cisalhamento, embora possa ocorrer um afrouxamento do parafuso e sejam necessários dispositivos de binário e de contra-binário [181] .

Projectos **de pilares**

Estas incluem: roscadas (rectas, pré-fabricadas, angulares, personalizadas), de fricção (encaixe por pressão, soldadas a frio) e não roscadas (cimentáveis)

I. Pilar **roscado**

a. Reto: Utilizados quando a inclinação axial e o paralelismo dos implantes são favoráveis. Alguns contêm colares (por exemplo, Integral). Alguns sistemas requerem colares epiteliais Trans separados (ex.: Nobelpharma, IMZ). Os pilares Calcitek, hexlock e Sterioss têm um design anti-rotação.

b. Ângulos pré-fabricados: Estes não estão disponíveis em todos os fabricantes. Os sistemas de implantes que os fornecem são a Integral, Sterioss, sustain. A Implant Innovations fornece pilares angulados de 15-30 graus, numa só peça e com colarinho. A Sterioss fornece-os em 2 partes, um componente vertical hexagonal e um pilar angulado de 15-25 graus.

c. Pilares personalizados (angulados e rectos): São fabricados através de impressões ou de padrões diretos de resina. As impressões da rosca interna dos implantes são efectuadas com um pilar de transferência especial. As impressões são removidas, o análogo é fixado e o molde é vazado. As angulações superiores a 25 graus provocam uma força excessiva [182] .

II. Encaixe **por fricção / pressão**

Stryker & Miter blades, fornece este pilar. Estão disponíveis variantes rectas e anguladas com um ângulo de 15 graus. Para inserir, a cabeça é orientada corretamente e batida firmemente com um martelo. É impossível removê-la depois de batida [183] .

III. Não roscado, cimentável

O sistema que utiliza esta modalidade é o design Core- Vent. A seleção do pilar só será necessária após a segunda fase da cirurgia.

Fixação do pilar aos implantes

Os sistemas actuais utilizam parafusos de retenção para a fixação dos pilares. Os pilares para implantes de superfície plana exigem a fixação de acessórios de uma só peça e são utilizados apenas em implantes com múltiplas esplinturas. Não possuem caraterísticas anti-rotação. Os pilares para implantes com caraterísticas anti-rotação inibem o movimento indesejado. Os pilares atualmente utilizados incluem um encaixe hexagonal externo, um encaixe hexagonal interno, um encaixe estriado e um encaixe cónico morse [184] .

Seleção do pilar A margem labial deve estender-se, pelo menos, 1 mm subgengivalmente. Se for alargada mais de 3 mm, é difícil assentar o pilar e remover o excesso de cimento. Em caso de discrepância, pode ser utilizado um pilar preparatório. Um espaço vertical de 3 mm permite um bom perfil de emergência. Se for necessário um alargamento num espaço vertical curto, pode ser utilizado um pilar preparado de diâmetro largo. Para uma ligeira angulação labial, pode ser utilizado um pilar padrão. Para um espaço interoclusal de 6-7 mm, pode ser utilizado um pilar padrão. Se o espaço disponível for menor, pode ser utilizado um pilar preparatório. Um pilar tipo parafuso é mais fácil de retirar, enquanto um pilar cimentável é difícil de retirar. Em casos com requisitos estéticos especiais, pode ser utilizado um pilar de porcelana. As restaurações finais em pilares metálicos ou pilares de porcelana devem ser espessas para evitar a exibição de metal (184).

COMO ESCOLHER UM PILAR

A região de ligação implante-pilar tem uma plataforma na qual o pilar assenta e esta plataforma tem uma caraterística anti-rotacional para resistir à rotação entre o pilar e o corpo do implante. Se este componente anti-rotacional se encontrar na plataforma do implante em que o pilar está assente, é um hexágono externo, se esta caraterística se estender dentro do corpo do implante, é um hexágono interno. Estas caraterísticas anti-rotativas podem assumir várias configurações, nomeadamente, hexagonal, octogonal, tripé, estriado e ligações cónicas morse[185,187].

Outra classe de implantes sem caraterísticas anti-rotacionais tem uma superfície plana, geralmente utilizada com um pilar de uma só peça. Estes implantes são recomendados no caso de unidades múltiplas esplintadas por coroas sobrepostas, evitando assim a rotação do pilar. Os implantes com caraterísticas anti-rotacionais são recomendados em restaurações de um único dente para evitar a rotação dos pilares. A ligação implante-pilar pode ser de encaixe por deslizamento, em que existe pouco espaço entre as peças de contacto, ou de encaixe por fricção, em que não existe espaço entre as peças. Esta interface pode ter uma articulação de topo ou biselada[187].

Ao escolher o pilar do implante, a interface deve ser essencialmente segura, forte, passiva e suportar o afrouxamento do parafuso em função[188]. Uma articulação insegura não só leva ao afrouxamento do parafuso, como também resulta na acumulação de placa e numa resposta alterada dos tecidos moles. Por conseguinte, uma seleção menos ideal da interface pode resultar em complicações biológicas e mecânicas substanciais.

Critérios **de seleção do pilar**

Existem 4 critérios que devem ser considerados ao selecionar um pilar. O primeiro critério é a posição do implante, que é avaliada à medida que o implante se relaciona com a prótese final e os dentes adjacentes. Se o implante estiver fora dos limites mesiodistais e vestibulares da restauração planeada, então o implante pode não ser restaurável. Embora alguns destes implantes possam ser restaurados, as discrepâncias posicionais podem resultar numa prótese comprometida com um ou mais dos seguintes problemas: contornos biológicos incorrectos, localização incorrecta da abertura de acesso e, mais significativamente, carga não axial do implante.

O segundo critério é a angulação do implante relativamente aos dentes adjacentes ou a outros implantes. Uma discrepância de angulação superior a 15 graus requer normalmente um pilar angulado, cimentável ou personalizado. Quando se utiliza uma restauração cimentável, a angulação não é tão crítica, uma vez que não existe uma abertura de acesso direto. As réplicas de pilares angulados (guias de angulação) estão disponíveis comercialmente em diferentes angulações e alturas de tecido para ajudar a selecionar o pilar angulado adequado.

O terceiro critério é o espaço interoclusal, que corresponde à distância vertical entre a superfície superior do implante e a dentição oposta em máxima intercuspidação. Este espaço interoclusal é a altura total disponível para o pilar mais a restauração. É necessário pelo menos 2,8 mm de espaço interoclusal para restaurar um implante, devido às limitações dos pilares disponíveis no mercado.

O quarto critério é a altura do tecido ou profundidade sulcular, que é a distância entre a superfície superior do implante e a margem gengival. Esta medida é efectuada 6 a 8 semanas após a cirurgia da fase 2. Idealmente, em áreas esteticamente importantes, a margem da restauração é de 1 a 2 mm subgengival. A altura do tecido não é tão crítica se a restauração não estiver na zona estética e se for planeada uma margem supra-gengival.

Hexágono externo

Os implantes hexagonais externos foram introduzidos pela primeira vez pela Branemark e têm funcionado bem ao longo dos anos. Os méritos do hexágono externo são a sua aplicabilidade ao método de duas fases, a caraterística anti-rotativa, a possibilidade de recuperação e a permutabilidade entre fabricantes. O hexágono externo tem alguns inconvenientes, nomeadamente micro movimentos entre as peças de encaixe, menor resistência aos movimentos laterais e rotacionais e micro fendas que resultam em reabsorção óssea[189]. Para ultrapassar estes inconvenientes, foram disponibilizadas várias modificações do hexágono externo, hexágono externo cónico, octógono externo e conexão estriada.

Hexágono interno

Os defensores desta conceção afirmam que esta configuração diminui a altura da plataforma do implante até ao topo do pilar, distribui as forças no interior do implante, proporcionando uma melhor proteção para o parafuso do pilar, e capta paredes internas longas, criando um corpo estável para resistir ao micro movimento, evitando assim a micro fuga. Esta caraterística distintiva proporciona uma articulação estável, incorpora um clique tátil e audível quando os componentes são encaixados[189].

O cone Morse foi introduzido numa tentativa de melhorar ainda mais a ligação implante-pilar, em que a projeção cónica do pilar era inserida no recesso correspondente dentro do implante. Esta ligação interna resultou num ajuste por fricção e soldadura a frio na interface, aumentando a resistência às forças de flexão, micromovimento, microfugas e afrouxamento do pilar[187,189].

A maioria dos estudos inferiu que o hexágono interno com cone morse parece ser uma conexão superior às conexões hexagonais externas que dependem completamente do parafuso para manter o pilar em posição[187,189]. O hexágono interno assume um assentamento adequado do pilar, uma excelente estética, um envolvimento anti-rotacional, resistência a forças laterais e maior estabilidade sob condições de carga.

COM BASE NA RETENÇÃO DA PRÓTESE

A prótese de implante pode ser retida por parafuso, cimento ou um acessório. Existem vários factores que devem ser considerados antes de selecionar o modo de retenção da prótese. Um conhecimento abrangente sobre o seu mecanismo e função ajudará o operador a escolher o modo correto de retenção[187].

Custo e fabrico

O custo é um fator quando decidimos utilizar um pilar. Normalmente, a coroa e a prótese que se ligam diretamente ao implante sem um pilar são menos dispendiosas, uma vez que requerem menos componentes e menos tempo para o técnico. O fabrico de restaurações retidas com cimento é mais simples, uma vez que utiliza procedimentos clínicos e laboratoriais convencionais, pelo que custa menos do que as restaurações aparafusadas. As restaurações aparafusadas são comparativamente caras, uma vez que envolvem componentes adicionais e procedimentos laboratoriais complexos para o seu fabrico[190].

Estética

As restaurações aparafusadas e cimentadas proporcionam uma estética melhorada se for alcançada uma posição ideal do implante. Se não for possível alcançar a posição ideal do implante, podem ser utilizados pilares personalizados e angulados para que o orifício de acesso ao parafuso possa ser reposicionado longe da zona estética. Com restaurações retidas com cimento, a estética é mais previsível, uma vez que não envolve orifícios de acesso para parafusos[190].

Acessibilidade

As restaurações aparafusadas são de difícil acesso em comparação com as restaurações cimentadas, especialmente na região posterior da cavidade oral e em casos de abertura limitada da mandíbula. Existe a possibilidade de engolir ou aspirar os parafusos e chaves de parafusos com restaurações aparafusadas[187,190].

Oclusão

É possível obter uma oclusão mais precisa com restaurações cimentadas, uma vez que não existem orifícios de acesso aos parafusos. Os orifícios de acesso aos parafusos interferem com as excursões laterais e protrusivas, dificultando o estabelecimento da oclusão. Os orifícios de acesso aos parafusos ocupam mais de 50 % da mesa oclusal e têm de ser cobertos com material de restauração oclusal para ocultar o canal do parafuso. Sob carga oclusal, o material de restauração tende a desgastar-se, abolindo os contactos oclusais, o que não acontece com as restaurações cimentadas[187,190].

Espaço inter-oclusal

O espaço interoclusal disponível para a prótese afecta a escolha do pilar. As restaurações aparafusadas que são ligadas a implantes sem a utilização de um pilar intermédio necessitam de menos espaço interoclusal. Quando se utiliza um pilar, é necessário um espaço interoclusal mínimo de 8 mm para obter uma boa retenção e estética. Com restaurações retidas com cimento, é necessária uma altura mínima de 4 mm para o pilar para obter uma retenção desejável. Assim, os casos com espaço interoclusal inadequado podem ser melhor geridos com restaurações aparafusadas[185,187].

Retenção

Os princípios de retenção para restaurações de implantes cimentados seguem os princípios da preparação do dente natural, conicidade, altura do pilar, rugosidade, área de superfície e tipo de cimento. Os pilares para restaurações cimentadas requerem um mínimo de 4 mm de altura para reter a prótese, o que se torna difícil em casos com espaço interoclusal comprometido. As restaurações aparafusadas são vantajosas nestes casos, uma vez que podem ser fixadas diretamente aos implantes sem pilar intermédio. O próprio afrouxamento do parafuso é um fator que dificulta a retenção com restaurações aparafusadas, pelo que tem de ser seguido um protocolo preciso para apertar os parafusos. Após o aperto inicial, recomenda-se o reaperto do parafuso após 5 minutos, e novamente após algumas semanas, para superar o efeito de assentamento[190,191].

Recuperabilidade

As restaurações aparafusadas podem ser facilmente recuperadas sem danificar a prótese e o implante, permitindo assim um acompanhamento e avaliação futuros sem problemas. A recuperação das restaurações cimentadas é possível, mas imprevisível e pode causar danos ao implante e à restauração. Foram sugeridas várias modificações para ultrapassar o problema da possibilidade de recuperação das restaurações cimentadas. Recuperar o pilar e a restauração como uma secção, acedendo ao parafuso do pilar através do orifício de acesso na superfície oclusal, é uma forma eficaz de recuperar a restauração sem danificar o corpo do implante. O orifício de acesso é preparado no lado lingual da restauração e o orifício de guia cilíndrico na superfície lingual do pilar, depois a chave é inserida no orifício de guia através de um orifício de acesso e rodada para iniciar a força de cisalhamento, o que solta o cimento e a restauração pode ser facilmente recuperada[190,191].

A cimentação das restaurações retidas com cimento pode ser efectuada com uma cimentação provisória ou definitiva. A cimentação provisória oferece uma melhor capacidade de recuperação, mas apresenta um risco elevado de microfugas e perda de retenção em comparação com a cimentação definitiva. Assim, para conseguir uma retenção óptima com restaurações cimentadas, a altura e o diâmetro do pilar, a conicidade, a rugosidade da superfície, a indexação, o alinhamento dos pilares e as configurações rectas ou anguladas desempenham um papel crucial. Um espaço de cimento desempenha um papel importante no assentamento da restauração. Ao colocar a restauração à medida que o cimento assenta, um erro no assentamento correto da restauração leva à perda de passividade da restauração. Se for necessária uma recuperação imediata devido a um assentamento incorreto, a recuperação da restauração pode causar danos. Estas possibilidades de erros e complicações devem ser consideradas antes de escolher os pilares dos implantes.8 O aspeto da manutenção da prótese sobre implantes é favorecido pela facilidade de recuperação das restaurações aparafusadas. Quando se considera a população idosa que exige próteses fixas, por vezes com uma extensão longa ou uma prótese de arcada completa, a situação exige uma manutenção meticulosa da higiene. Mesmo com próteses concebidas para uma limpeza fácil, por vezes continua a ser difícil para os pacientes manterem a higiene. Nesse caso, a remoção da prótese para manutenção é uma alternativa possível com a retenção de parafusos, preservando assim a saúde da mucosa peri-implantar. Por conseguinte, a abordagem da retenção de parafusos revela-se benéfica para os pacientes idosos e com necessidades especiais[192].

Adaptação passiva da prótese

Para o sucesso do implante, é desejável um ajuste passivo; as restaurações retidas com cimento alcançam uma melhor passividade em comparação com as restaurações retidas com parafuso. A passividade é alcançada pelo cimento que actua como um amortecedor e reduz a tensão no complexo do pilar do implante e no osso. Sem um ajuste preciso, as restaurações aparafusadas podem gerar uma tensão significativa no osso, no implante e na prótese. No entanto, foram propostos vários métodos para melhorar

passividade do parafuso retido, como na soldadura a laser da estrutura da prótese e no desenho CAD CAM das restaurações6 No entanto, a adaptação passiva completa continua a ser uma tarefa difícil de alcançar.

Complicações

O excesso de cimento é um problema nas restaurações retidas por cimento, especialmente na região anterior, quando o implante é colocado 3 a 4 mm apicalmente para obter um perfil de emergência. Este excesso de cimento pode causar peri-implantite e complicações relacionadas. Nestes cenários, a restauração de eleição é a restauração aparafusada ou personalizada para retenção de cimento com margem que segue o contorno gengival natural. Qualquer tentativa de remover o excesso de cimento com um instrumento ou raspador pode desgastar a superfície do implante, resultando na acumulação de placa bacteriana. No entanto, o excesso de cimento não é um problema com restaurações aparafusadas, mas o afrouxamento do parafuso pode causar a formação de tecido de granulação, acumulação de placa e fratura do parafuso e da porcelana.6,7 Para evitar problemas com cimento residual, a retenção do parafuso é preferida em locais anteriores, uma vez que a remoção do cimento se torna difícil quando os implantes são colocados demasiado fundo no tecido. Com implantes mal posicionados, uma combinação de restauração retida por parafuso e cimento para personalizar as margens de cimento oferece um melhor resultado[192].

Provisionalização

As restaurações aparafusadas são a escolha ideal para restaurações provisórias, devido à sua fácil recuperação e melhor resposta dos tecidos. O excesso de cimento é novamente um problema com as restaurações cimentadas[187,190].

A retenção com parafusos é recomendada como modo primário de retenção, uma vez que podem ser facilmente recuperados e as complicações técnicas podem ser resolvidas melhor do que as complicações biológicas encontradas nas restaurações retidas com cimento.7 As complicações biológicas, se mal geridas, podem resultar na perda do implante. Sendo o parafuso protético o componente mais fraco na restauração de implantes, qualquer afrouxamento do parafuso permitirá avaliar a restauração de implantes antes de surgirem complicações significativas, como a fratura do implante ao nível do parafuso, principalmente quando se utilizam conexões internas[190].

Sempre que se opta por restaurações cimentadas, a conceção do pilar desempenha um papel primordial, e pilares mal concebidos conduzem a restaurações com contornos inadequados e inaceitáveis, levando a complicações estéticas e mecânicas.4 Recomenda-se que as restaurações de longo alcance sejam preferencialmente aparafusadas para uma manutenção mais fácil, uma vez que apresentam um elevado risco de complicações[192].

PILAR DE UMA PEÇA E DE DUAS PEÇAS

O pilar de uma peça não tem parafuso de retenção adicional, mas liga-se ao implante por fricção ou por roscas. O pilar de duas peças tem dois componentes: um engata a caraterística anti-rotativa e o outro fixa o pilar ao implante. O implante de uma peça é geralmente utilizado com restaurações imediatas e provisórias. Os pilares de uma só peça são estruturalmente fortes, requerem menos componentes, oferecendo um controlo preciso sobre o ajuste final da restauração e um custo reduzido. O procedimento de posicionamento do pilar de uma só peça é complicado e pode interferir com a estabilidade e a osteointegração dos implantes[185].

TIPO DE MATERIAL

O pilar do implante emana da plataforma do implante e permanece profundamente no complexo de tecidos moles. Por conseguinte, o material do pilar deve obviamente ser biocompatível com os tecidos[188]. Os materiais de implante atualmente utilizados são o titânio, a zircónia, a alumina, o Peek, as ligas de ouro e outras ligas metálicas. Para além da biocompatibilidade, estes materiais também devem possuir propriedades mecânicas ideais para suportar a carga oclusal e sobreviver no ambiente oral.

O titânio é o material de implante ideal no que diz respeito à biocompatibilidade e às propriedades mecânicas, no entanto, com um biótipo gengival fino, o titânio apresenta uma tonalidade acinzentada sob os tecidos, comprometendo a estética, especialmente na região anterior. Isto levou à introdução de materiais cerâmicos estéticos que incluem a alumina e a zircónia. A alumina apresentou uma boa biocompatibilidade e resultados estéticos, no entanto, a fratura na junção do pilar do implante foi inevitável devido à sua natureza frágil. A zircónia apresentou uma elevada resistência mecânica, excelente estética, biocompatibilidade e elevada capacidade de carga, pelo que foi preferida à alumina.

A zircónia também mostrou uma melhor resposta dos tecidos moles do que o titânio. O material do pilar é considerado como o principal fator que influencia a estabilidade da mucosa peri-implantar e do osso da crista[193]. A zircónia é mecanicamente mais fraca do que o titânio, em condições de carga oclusal elevada, como na região posterior, o titânio é mais ideal e em áreas estéticas exigentes, como a região anterior e carga oclusal baixa, a zircónia é recomendada. A espessura adequada do material é um fator chave para que a zircónia atinja um desempenho ótimo. A zircónia tem de ser evitada em condições de carga oclusal elevada com distância interoclusal limitada[191].

Várias outras alternativas, como as ligas de ouro, o aço inoxidável, o níquel e as ligas de cobalto-crómio, foram instituídas para o fabrico de pilares. Estes materiais podem levar a uma ação galvânica devido a metais dissimilares que podem induzir corrosão eletroquímica, oxidação e provocar dor. Devido ao preço do ouro e aos avanços no fabrico CAD CAM, a tendência mudou para alternativas não preciosas. Os procedimentos de fundição afectam negativamente a superfície de encaixe e estes pilares apresentam uma resposta tecidular alterada[187].

Peek é um material mais recente introduzido na medicina dentária, é quimicamente inerte, compatível com a cor e tem propriedades comparáveis às do titânio. Peek é utilizado com êxito como pilar de cicatrização e também para restaurações provisórias[187]. É necessária mais investigação para que Peek seja utilizado como pilar e restauração permanentes.

Em casos com elevada situação estética, linha de sorriso alta, situações anatomicamente exigentes como dentes triangulares e grande recuo dos tecidos, e desafios mecanicamente baixos, recomenda-se a utilização de pilares personalizados totalmente em cerâmica. Em situações mecanicamente exigentes com baixa exigência estética, são recomendados pilares metálicos. Em situações esteticamente exigentes que são mecanicamente desafiantes, os pilares híbridos com base de titânio são uma boa opção[191].

Pilares **pré-fabricados**

O primeiro pilar da marca Branemark consistia num cilindro oco com um hexágono interno, encaixado no implante e fixado com um parafuso de pilar. Este pilar padrão está disponível em diferentes alturas de colo para se harmonizar com a posição subgengival do implante. Os primeiros modelos de pilar eram os pilares cónicos roscados que eram apertados à mão ou com catraca dentro do corpo do implante. Outra abordagem consistia em cimentar o pilar no corpo do implante.

Estes pilares tinham aplicações limitadas devido a preocupações estéticas[194]. Com a invenção dos pilares UCLA de plástico, houve um avanço significativo na restauração de implantes com uma melhoria na estética. Este pilar é um pilar fundível que vem com um cilindro de ouro maquinado e uma manga de plástico que pode ser modificada para um pilar personalizado. Esta manga de pilar é depois encerada no laboratório para formar um núcleo. Isto permite compensar uma vasta gama de tamanhos e angulações dos dentes com uma superfície de encaixe maquinada para garantir que o pilar se encaixa com precisão no implante. A restauração pode então ser concluída com a técnica convencional. O pilar UCLA pode ser utilizado para restaurações aparafusadas ou cimentadas unitárias e múltiplas. Pode corrigir angulações de até 30 graus quando fundido como um pilar personalizado[194].

Em breve ficaram disponíveis os pilares angulados que podiam corrigir desvios que variavam entre 15 e 35 graus. A utilização de pilares angulados é limitada pelas angulações disponíveis, colares grandes e bulbosos, e a altura vertical necessária da restauração. Está disponível uma gama de alturas de colarinhos para estes pilares, permitindo a seleção com base na espessura da mucosa[194].

Na maioria dos casos, estes pilares pré-fabricados ainda necessitam de algumas modificações, como correcções da altura e do alinhamento das paredes, que podem ser efectuadas no consultório ou no laboratório. Para ultrapassar os problemas estéticos, os fabricantes incorporaram superfícies de pilar douradas para disfarçar a descoloração acinzentada sob o biótipo gengival fino. Os pilares pré-fabricados oferecem várias vantagens, principalmente o custo e a facilidade de utilização, mas o desafio reside no diâmetro da plataforma de carga e no perfil de emergência. A transição do implante para a área cervical da coroa é melhor controlada por um pilar personalizado. Por conseguinte, os pilares pré-fabricados têm uma aplicação limitada na zona estética anterior, mas oferecem uma melhor aplicação na zona posterior da cavidade oral[194]. Os pilares pré-fabricados/em stock não podem permanecer profundos na margem sem serem demasiado profundos interproximalmente, pelo que os pilares personalizados têm uma melhor aplicação em margens gengivais altamente recortadas[191].

Os pilares personalizados proporcionam liberdade para individualizar a posição, as angulações e o perfil de emergência. As margens da coroa podem ser personalizadas para seguir o contorno gengival, desde que sejam preferidas melhores cerâmicas para evitar a descoloração e a exibição de tons acinzentados, obtendo assim uma melhor estética.

MÉTODO DE FABRICO

Os pilares de implantes podem ser pré-fabricados ou personalizados. Os pilares pré-fabricados ou de stock são fabricados pelo fabricante e a prótese é fixada diretamente ao pilar. Os pilares personalizados são personalizados de acordo com as necessidades individuais, quer no laboratório quer no consultório.

suporte de tecidos moles. Por conseguinte, os pilares personalizados são a escolha ideal para uma estética óptima. Em geral, os pilares personalizados proporcionam uma boa combinação de estética e resistência. Os pilares personalizados são aconselháveis em situações anatomicamente comprometidas, combinadas com elevadas exigências estéticas e condições de linhas de sorriso elevadas. Os pilares personalizados podem ser fabricados em laboratório ou através de um procedimento de fresagem de cópia e tecnologia CAD-CAM. Os pilares CADCAM são concebidos por computador e maquinados de acordo com os requisitos exactos. Com base na impressão do implante, o sistema CAD CAM permite conceber pilares individuais ou digitalizar o enceramento do pilar. Este é um processo de uma etapa que elimina a necessidade de comprar pilares de stock e modificá-los no laboratório. Os pilares CAD-CAM oferecem as vantagens de um ajuste preciso, perfil de emergência ideal, estética melhorada e contornos de restauração corretos[195].

Na fresagem por cópia, primeiro o pilar é preparado manualmente com compósito ou cera e depois é colocado na máquina pantográfica. A máquina de fresagem por cópia tem dois braços, o braço de cópia traça o padrão do pilar e o braço de corte, que tem uma fresa, fresa o bloco de zircónio/metal selecionado. Com a utilização correta desta técnica, o fabrico do pilar pode ser bem simplificado. Os pilares fresados por cópia podem ser fabricados em alumina, zircónia ou titânio utilizando um scanner e CAM[196].

Pilares **Multiunidades**

As angulações e a profundidade dos implantes variam frequentemente nos casos de arcada completa, o que complica a fase de restauração do tratamento e tem impacto no desenho da prótese. Para além de corrigir as angulações dos implantes, os pilares multi-unit podem facilitar a entrega da restauração, elevar a conexão do implante perto da superfície gengival e criar uma plataforma protética nivelada. Considerando todo o tempo e recursos, os pilares multi-unit representam um investimento modesto para uma restauração eficiente, precisa e previsível. Os pilares multi-unit foram concebidos para a restauração fixa aparafusada de arcadas completas e parcialmente edêntulas, incluindo o conceito All-on-4. Existem em formato reto e angulado (17° e 30°) com uma vasta seleção de alturas de colo para corresponder à espessura do tecido mole. Estão disponíveis virtualmente para todas as plataformas de implantes e destinam-se a ser conectores entre implantes dentários e restaurações aparafusadas de implantes múltiplos. Os pilares Multiunit são indicados em todas as próteses aparafusadas de arcada completa, corrigindo as angulações e disparidades de altura dos implantes para nivelar a plataforma de restauração da prótese. Os pilares Multiunit oferecem benefícios como o assentamento fácil e previsível da restauração, proporcionam uma tração passiva, reduzem a tensão transmitida ao sistema de restauração devido à natureza passiva do processo de assentamento, facilitam a recuperação e a substituição da prótese durante o acompanhamento do paciente. A única limitação é o facto de o parafuso que fixa a ponte ser bastante pequeno, não sendo possível apertar muito o parafuso devido ao facto de ser tão pequeno[197,198].

A seleção do pilar do implante também é regida por vários outros factores, como a posição do implante, a angulação do implante, o perfil dos tecidos duros e moles, a linha do sorriso, o espaço da altura da coroa, o acesso à higiene e a oclusão.

Posição do implante

A posição do implante refere-se à posição do implante em relação aos dentes adjacentes e à prótese final. Uma posição do implante inferior à ideal pode ser corrigida com pilares cimentados, angulados e personalizados. A posição do implante gravemente afetada, como em caso de deiscência óssea, implante posicionado demasiado para vestibular ou lingual, não pode ser corrigida com estes pilares e a restauração torna-se difícil[199,200].

O espaço em altura da coroa é medido a partir da crista da crista até ao plano de oclusão na região posterior e do bordo incisal na região anterior. O espaço insuficiente em altura da coroa pode ser gerido por pilares aparafusados, personalizados e metálicos e, em casos com espaço excessivo em altura da coroa, podem ser utilizados pilares pré-fabricados e personalizados[199].

Linha Smile / Perfil dos tecidos duros e moles

Em pacientes com uma linha de sorriso alta, podem ser utilizados pilares em cerâmica ou zircónia. Os pilares personalizados podem ser contornados para seguir a arquitetura gengival. O desenho do colar do pilar é escolhido com base na altura, profundidade e contorno do tecido mole para obter o perfil de emergência pretendido. A porcelana rosa recria o componente rosa em falta nos defeitos dos tecidos duros e moles para melhorar a estética[199,201].

RELATÓRIO DE CASO

Apresentação do doente

Uma mulher de 51 anos de idade necessitava da substituição de 3 incisivos maxilares. Para maximizar o comprimento dos implantes, estes foram angulados ligeiramente para ovalizar a concavidade apical. Por conseguinte, a utilização de pilares personalizados ou angulados foi planeada pré-cirurgicamente. No momento da colocação, o cirurgião angulou os implantes utilizando uma férula cirúrgica, de modo a que os pinos-guia emergissem dos bordos incisais dos dentes a serem substituídos.

Na fase 2, o cirurgião colocou pilares de cicatrização correspondentes às dimensões dos dentes que estavam a ser substituídos. Após uma cicatrização sem intercorrências, o paciente regressou para o tratamento protético definitivo. Para finalizar a seleção do pilar, foi feita uma impressão ao nível do implante. Ao relacionar o índice vestibular da prótese parcial removível transitória com o molde mestre, foram avaliados os critérios de seleção do pilar. A posição dos implantes era aceitável, embora a angulação não fosse a ideal; este facto foi previsto pré-cirurgicamente e poderia ter sido corrigido com pilares angulados ou personalizados[202].

O próximo critério a ser considerado foi o espaço interoclusal. Os pilares angulados colocados no molde mestre montado não permitiam um espaço adequado para a restauração definitiva. Os pilares angulados requerem o maior espaço interoclusal de todos os pilares e muitas vezes não podem ser utilizados. Ao ajustar ligeiramente as alturas dos pilares, conseguiu-se o espaço oclusal necessário. O pilar pode ser alterado se for necessário fabricar um coping para o mesmo. Este tipo de alteração ao pilar não é recomendado se o pilar tiver um cilindro de ouro pré-fabricado correspondente O último critério a avaliar foi a altura do tecido. Após a conexão do pilar, era visível uma cor metálica na face distofacial do incisivo lateral que estava a ser substituído. Apesar de se ter utilizado a altura de colar mais pequena disponível para um pilar angulado (2 mm), a margem metálica ainda era visível.

Foi colocada uma restauração provisória sobre os pilares angulados para tentar esculpir os tecidos e gerar papilas movendo lentamente os pontos de contacto incisalmente. Durante um período de 3 meses, os tecidos moles foram guiados para obter a arquitetura gengival desejada; isto resultou na cobertura dos colares metálicos do pilar angulado. Foi fabricada uma prótese parcial fixa metálica em ceramo sobre os pilares, substituindo os 3 incisivos maxilares em falta. Foram utilizados quatro critérios de avaliação para selecionar os pilares para este doente. Foram utilizados pilares pré-fabricados e uma prótese aparafusada para fins de recuperação e precisão de ajuste. se as alterações não tivessem sido possíveis, então os pilares personalizados poderiam ter sido a escolha preferida[203].

RESUMO E CONCLUSÃO

O processo de seleção de um pilar envolve a avaliação da posição, angulação, espaço interoclusal e altura do tecido de um determinado implante. A ordem de avaliação é extremamente importante neste método de seleção. A posição é a primeira consideração. Assim que for determinado que o implante está numa posição aceitável e é restaurável, o médico pode passar aos outros 3 critérios de avaliação.

Em seguida, a angulação deve ser avaliada. Se o ângulo for inferior a 15 graus, pode ser utilizado qualquer pilar, exceto o pilar angulado. As angulações entre 15 e 35 graus indicam a necessidade de um pilar angulado ou personalizado. Uma angulação superior a 35 graus requer um pilar personalizado ou o implante pode não ser restaurável. O espaço interoclusal é a avaliação seguinte. Uma distância inferior a 2,8 mm não é restaurável devido às limitações dos componentes disponíveis que foram explicadas anteriormente. A 2,8 mm, só pode ser utilizado um tipo de pilar cilíndrico. A 3,5 mm de espaço interoclusal pode ser utilizado um pilar cilíndrico ou um poste. A 4,5 mm podem ser utilizados todos os pilares, exceto o padrão, angulado e com núcleo cimentável. A 5 mm, podem ser utilizados todos os pilares, exceto os angulados e os cimentáveis. A 6 mm podem ser utilizados todos os pilares, exceto o angulado. Com um espaço interoclusal superior a 7,5 mm, pode ser utilizado qualquer um dos pilares.

Por último, a altura do tecido deve ser considerada se for pretendida uma margem subgengival; caso contrário, este critério pode ser ignorado. Se a altura do tecido for inferior a 1 mm, pode ser utilizado um pilar cilíndrico, um pilar postiço ou um pilar personalizado. Se houver entre 1 e 2 mm de altura de tecido, podem ser utilizados todos os pilares, exceto um pilar padrão ou um pilar angulado. Com uma altura entre 2 e 3 mm, podem ser utilizados todos os pilares. Entre 3 e 5 mm de altura do tecido, o pilar cilíndrico não pode ser utilizado devido a problemas de impacto do tecido. Com mais de 5 mm de altura de tecido, é difícil utilizar pilares cilíndricos e pilares posteriores, porque a margem da restauração ficará demasiado subgengival.

A partir da Tabela 2, é evidente que pode ser sempre utilizado um pilar personalizado, exceto quando o espaço interoclusal é inferior a 4,5 mm. Porque não eliminar o processo de seleção do pilar e utilizar sempre um pilar personalizado? O pilar personalizado é mais dispendioso, consome mais tempo e envolve procedimentos laboratoriais mais complexos. Existem vantagens em selecionar um pilar pré-fabricado.

O pilar pré-fabricado e os componentes acessórios correspondentes são fabricados com instrumentos de precisão, o que permite um ajuste superior. Quando se utiliza um pilar pré-fabricado, o pilar e o implante são fabricados com ligas de titânio semelhantes, pelo que não existe grande preocupação relativamente às correntes galvânicas. O pilar personalizado é normalmente fabricado com ligas de ouro, que têm potenciais eléctricos diferentes dos do titânio.

O dentista de restauração e o cirurgião devem considerar a seleção do pilar como parte do processo de planeamento do tratamento. O número avassalador de pilares disponíveis torna-se mais fácil de gerir se forem categorizados pelas suas propriedades num dos sete tipos descritos. Além disso, ao avaliar a posição do implante, a angulação, o espaço interoclusal e a altura do tecido, o processo de seleção do pilar pode ser organizado e simplificado.

REFERÊNCIAS

1. Misch CE. Densidade do osso: efeito nos planos de tratamento, abordagem cirúrgica, cicatrização e carga óssea progressiva. Int J Oral Implantol. 1990;6:23-31.
2. Schnitman PA, Rubenstein JE, Woehrle PS, et al. Implantes para edentulismo parcial. Int J Oral Implantol. 1988;5: 33-35.
3. Albrektsson T, Lekholm U. Osseointegração: estado atual da arte. Dent Clin North Am. 1989;33:537-554.
4. Lekholm U, Zarb GA. Próteses integradas em tecido. Osseointegração em Dentisteria Clínica. Chicago: Quintessence Publishing Co; 1985.
5. Friberg B, Jemt T, Lekholm U. Early failures in 4,641 consecutive placed Branemark dental implants: a study from stage 1 surgery to the connection of completed prostheses. Int J Oral Maxillofac Implants. 1991;6:142-146.
6. Jaffin RA, Berman CL. A perda excessiva de acessórios Branemark em osso tipo IV: uma análise de 5 anos. J Periodontol. 1991;62:2-4.
7. Engquist B, Bergendal T, Kallus T, et al. Uma avaliação multicêntrica retrospetiva de implantes osseointegrados que suportam sobredentaduras. Int J Oral Maxillofac Implants. 1988;3:129-134.
8. Veena Benakatti, Jayashree Arun Sajjanar, Aditya Ramnarayan Acharya. Pilares de implantes dentários e sua seleção - uma revisão. Jornal de Evolução das Ciências Médicas e Dentárias - agosto de 2021
9. Lemons J, Natiella J: Biomateriais, biocompatibilidade e considerações periimplantares. Dent Clin North Am 30:323, 1986
10. Lee TC: História dos implantes dentários, em Cranin AN (ed): Oral Implantology. Springfield, IL, Charles C Thomas, 1970, pp 3-5

11. Shulman LB: Reimplante e transplante dentário, em Laskin D (ed): Oral and Maxillofacial Surgery: 2. St Louis, CV Mosby, 1985, pp 132-133, 136

12. Shulman LB, Driskell TD: Implantes dentários: Uma perspetiva histórica, em Block MB, Kent JN (eds): Endosseous Implants for Maxillofacial Reconstruction (Implantes Endósseos para Reconstrução Maxilofacial). Filadélfia, PA, WB Saunders, 1995, pp 1-12

13. Greenfield EJ: Implantação de pilares artificiais de coroas e pontes. Dent Cosmos 55:364, 1913

14. Adams PB: Meios de ancoragem para dentes falsos. Patente dos EUA n.º 2112007; 1938

15. Strock EA: Trabalho experimental sobre um método para a substituição de dentes em falta através da manipulação direta de um suporte metálico no alvéolo. Am J Orthodont Oral Surg 25:467, 1939

16. Dahl GSA: Om impjlighenten for implantation I Keken au metaliskelett som has eller retention for fastoc eller avatagbara protesor. J Odontol Tidskr 51:440, 1943

17. Benjamin LS, Block MS: Avaliação histológica de um implante subperiosteal humano revestido a HA recuperado: Relato de um caso. Int J Oral Maxillofac Implants 4:63, 1989

18. Moore DJ, Hansen PA: Uma revisão retrospetiva descritiva de 18 anos de implantes subperiosteais para pacientes com mandíbulas edêntulas gravemente atrofiadas. J Prosthet Dent 92:145, 2004

19. Schou S, Pallesen L, Hjørting-Hansen E, et al: Uma história de 41 anos de um implante subperiosteal mandibular. Clin Oral Implants Res 11: 171, 2000

20. Markiewicz MR, Nishiyama K, Yago K, et al: Fístula orocutânea drenante associada a um implante subperiosteal falhado: Relato de um caso. J Oral Implantol 33:347, 2007

21. Scialom J: Um novo olhar sobre os implantes: Uma feliz descoberta. Implantes de agulha [francês]. Inform Dent 44:737, 1962

22. Linkow LI: Avaliação clínica dos vários implantes endósseos concebidos. J Oral Implant Transplant Surg 12:35, 1966

23. Linkow LI: O ventilador de lâmina endóssea - Vinte anos de aplicação clínica. Alpha Omegan 80:36, 1987

24. Cranin AN: Blade implant surgery, em Block MB, Kent JN (eds): Endosseous Implants for Maxillofacial Reconstruction (Implantes Endósseos para Reconstrução Maxilofacial). Filadélfia, PA, WB Saunders, 1995, pp 348-366

25. Small IA, Misiek DJ: Uma avaliação de 16 anos da placa óssea de grampo mandibular. J Oral Maxillofac Surg 42:421, 1984

26. Bosker H, Van Dijk L: O implante transmandibular: Um estudo de acompanhamento de 12 anos. J Oral Maxillofac Surg 47:442, 1989

27. Schnitman PA, Shulman LB: Implantes dentários: Benefícios e riscos. Declaração de Consenso do NIH Online 1978 Jun 13-14;1:13

28. Branemark P-I, Zarb GA, Albrektsson T: Próteses Integradas em Tecido: Osseointegração em Dentisteria Clínica. Chicago, IL, Quintessence Publishing, 1985

29. Zarb G: Actas. Conferência de Toronto sobre Osseointegração em Odontologia Clínica. St Louis, CV Mosby, 1983

30. Gulbransen H, Kirsch A, Kraut R: Sistema de implantes dentários IMZ, em Block MB, Kent JN (eds): Endosseous Implants for Maxillofacial

Reconstruction (Implantes Endósseos para Reconstrução Maxilofacial). Filadélfia, PA, WB Saunders, 1995, pp 251-263

31. Block MS, Kent JN: O sistema de implante integral e a ciência dos implantes revestidos a hidroxilapatite, em Block MB, Kent JN (eds): Endosseous Implants for Maxillofacial Reconstruction (Implantes endósseos para a reconstrução maxilofacial). Filadélfia, PA, WB Saunders, 1995, pp 223-249

32. Block MS, Gardiner D, Kent JN, et al: Implantes cilíndricos revestidos a hidroxiapatite na mandíbula posterior - dez anos de observações. Int J Oral Maxillofac Implants 11:626, 199

33. Anusavice, A.J. In Phillip's Science of Dental Materials, 11ª ed.; Anusavice, A.J., Ed.; Saunders: St. Louis MO, EUA, 2003; Capítulo 1, pp. 3-19.

34. Moore, B.K.; Oshida, Y. Materials science and technology in dentistry, In Encyclopedic Handbook of Biomaterilas and Bioengineering; Wise, D.L., Ed.; Marcel Dekker: Boston, MA, USA, 1995; Capítulo 48, pp. 1325-1430.

35. ISO/FDIS: 7405:2008, Dentistry - Evaluation of Biocompatibility of Medical Devices Used in Dentistry; BSI: London, UK, 2008.

36. Long M.; Rack, H.J. Revisão: Ligas de titânio na substituição total da articulação - uma perspetiva da ciência dos materiais. Biomaterials 1998, 19, 1621-1639.

37. Brunski, J.B.; Puleo, D.A.; Nanci, A. Biomateriais e biomecânica de implantes orais e maxilofaciais: Estado atual e desenvolvimentos futuros. Int. J. Oral Maxillofac. Implants 2000, 15, 15-46.

38. Bannon, B.P.; Mild, E.E. In Titanium Alloys in Surgical Implants; Luckey, H.A.; Kubli, F., Ed.; ASTM STP 796, American Society for Testing and Materials: West Conshohocken, PA, EUA, 1983; pp. 7-15.

39. Oshida, Y.; Hashem, A.; Nishihara, T.; Yapchulay, M.V. Análise da dimensão fractal dos ossos mandibulares: Em direção a uma compatibilidade morfológica de implantes. J. BioMed. Mater Eng. 1994, 4, 397-407.

40. Oshida, Y. Requisitos para implantes biofuncionais bem sucedidos. No 2º Simpósio Internacional de Bio-Materiais Avançados; Montreal, Canadá, 2000; pp. 5-10.

a. compatibilidade biológica

41. Kruger, J. In Corrosion and Degradation of Implant Materials; Syrett, B.C., Acharya, A., Ed.; ASTM STP 684, American Society for Testing and Materials: West Conshohocken, PA, EUA, 1979; pp. 107-127.

42. Greene, N.D. In Corrosion and Degradation of Implant Materials: Second Symposium; Farker, A.C., Griffin, C.D., Ed.; ASTM STP 859, American Society for Testing and Materials: West Conshohocken, PA, EUA, 1983; pp. 5-10.

43. Kubaschewski, O.; Hopkins, B.E. In Oxidation of Metals and Alloys; Butterworths: Londres, Reino Unido, 1962; pp. 38-45.

44. Kasemo, B. Biocompatibilidade de implantes de titânio: Aspectos da ciência da superfície. J. Pros Dent. 1983, 49, 832-837.

b. Compatibilidade mecânica

45. Skalak. R. Considerações biomecânicas em próteses osseointegradas. J. Prosthet Dent. 1983, 49, 843-848

46. Wen, X.; Wang, X.; Zhang, N. Microsuperfície de biomateriais metálicos: Uma revisão da literatura. J. BioMed. Mater. Eng. 1996, 6, 173-189.

47. Deligianni, D.D.; Katsala, N.; Ladas, S.; Sotiropoulou, D.; Amedee, J.; Missirlis, Y.F. Efeito da rugosidade da superfície da liga de titânio Ti-6Al-4V

na resposta das células da medula óssea humana e na adsorção de proteínas. Biomaterials 2001, 22, 1241-1251

48. Yang, Y.; Cavin, R.; Ong, L.J. Adsorção de proteínas em superfícies de titânio e o seu efeito na fixação de osteoblastos. J. BioMed. Mater. Res. A 2003, 67, 344-349.

49. Albrektsson, T. Ancoragem óssea direta de implantes dentários. J. Prosth. Dent. 1983, 50, 255-261.

50. Kasemo, B.; Lausmaa, J. Surfaces science aspects on inorganic Biomaterials CRC Crit Rev. Biocomp. 1986; 2, 335-380.

51. Schenk, R.K.; Buser, D. Osseointegração: Uma realidade. Periodontologia 1998, 17, 22-35.

52. Masuda, T.; Yliheikkaila, P.K.; Fleton, D.A.; Cooper, L.F. Generalizações relativas ao processo e ao fenómeno da osteointegração. Parte I. Estudos in vivo. Int. J. Oral Maxillofac. Implants 1998, 13, 17-29.

53. Larsson, C.; Esposito, M.; Liao, H.; Thomsen, P. In Titanium in Medicine: Materials Science, Surface Science, Engineering, Biological Responsese, and Medical Applications; Brunette, D.M., Tengvall, P., Textor, M., Thomsen, P., Eds.; Springer: Nova Iorque, NY, EUA, 2001; pp. 587-648.

54. Oshida, Y.; Sachdeva, R.; Miyazaki, S. Caracterização microanalítica e modificação da superfície de fios ortodônticos de NiTi. J. BioMed. Mater. Eng. 1991, 2, 51-69.

55. Lauterbur, P.C. Formação de imagens por interações locais induzidas: Exemplo de utilização da ressonância magnética nuclear. Nature 1973, 242, 190.

56. Shellock, F.G.; Crues, J.V. Imagens de RM de alta intensidade de campo e implantes biomédicos metálicos: Uma avaliação ex vivo das forças de deflexão. Am. J. Roentgenol. 1988, 151, 389-392.

57. Shellock, F.G.; Morisoli, S.; Kanal, E. MR Procedures and Biomedical Implants, Materials, and Devices (Procedimentos de RM e implantes, materiais e dispositivos biomédicos): Update. Radiology 1993, 189, 587-599.

58. Shellock, F.G.; Mink, J.H.; Curtin, S.; Friesman, M.J. Imagens de RM e implantes metálicos para reconstrução do ligamento cruzado anterior: Avaliação do ferromagnetismo e do artefacto. J. Magn. Reson. Imaging 1992, 2, 225-228.

59. Shellock, F.G. Implantes e dispositivos biomédicos: Avaliação das interações do campo magnético com um sistema de RM de 3,0 tesla. J. Magn. Reson. Imaging 2002, 16, 721-732.

60. Shellock, F.G.; Fieno, D.S.; Thompson, L.J.; Talavage, T.M.; Berman, D.S. Marcapasso cardíaco: Avaliação in vitro a 1,5T. Am. Heart J. 2006, 151, 436-443.

61. Shellock, F.G.; Crues, J. Imagens de RM de alta intensidade de campo e implantes biomédicos metálicos: Uma avaliação in vitro das forças de deflexão e das alterações de temperatura induzidas em próteses de grandes dimensões. Radiology 1987, 165, 150-152.

62. Oshida, Y. Bioscience and Bioengineering of Titanium Materials; Elsevier: Amstredam, Países Baixos, 2007; pp. 313-379.

63. Kasemo, B.; Lausmaa J. Biomateriais e superfícies de implantes: Uma abordagem da ciência da superfície. Int. J. Oral Maxillofac. Implants 1988, 3, 247-259.

64. Baier, R.E.; Meyer AE. Preparação da superfície do implante. Int. J. Oral Maxillofac. Implants 1988, 3, 9-20.

65. Reitz, W.E. A oitava conferência internacional sobre tecnologia de modificação de superfícies. J. Metal. 1995, 47, 14-16.

66. Smith, D.C.; Pilliar, R.M.; Chernecky, R. Materiais de implantes dentários. I. Alguns efeitos dos processos preparatórios na topografia da superfície. J. BioMed. Mater. Res. 1991, 25, 1045-1068.

67. Buddy, D.; Ratner, B.; Thomas, J.L. Superfícies de biomateriais. J. BioMed. Mater. Res. 1987, 21, 59-89.

68. Oshida, Y.; Daly, J. Fatigue damage evaluation of shot peened high strength aluminum alloy. Em Surface Engineering; Meguid, S.A., Ed.; Elsevier Applied: Nova Iorque, NY, EUA, 1990; pp. 404-416.

69. Oshida, Y. Bioscience and Bioengineering of Titanium Materials; Elsevier: Amstredam, Países Baixos, 2007; pp. 179-182.

70. Shot Peening Applications, 7ª ed.; Metal Improvement Company, Inc.: Vernon, CA, EUA, 1990.

71. DeWald, A.T.; Rankin, J.E.; Hill, M.R.; Lee, M.J.; Chen, H-L. Assessment of tensile residual stress mitigation in Alloy 22 welds due to laser peening. J. Eng. Mater. Technol. Trans. ASME. 2004, 126, 81-89.

72. Fairland, B.P.; Wilcox, B.A.; Gallagher, W.J.; Williams, D. Alterações microestruturais e de propriedades mecânicas induzidas por choques de laser no alumínio 7075. J. Appl. Phys. 1972, 43, 3893-3895.

73. Fairland, B.P.; Clauer, A.H. Laser generation of high amplitude stress waves in materials. J. Appl. Phys. 1979, 50, 1497-1502.

74. Dane, C.B.; Hackel, L.A.; Daly, J.; Harrison, J. Laser de alta potência para peening de metais, permitindo a tecnologia de produção. Mater. Manuf. Proc. 2000, 15, 81-96.

75. Cho, S.-A.; Jung, S.-K. Um binário de remoção dos implantes de titânio tratados com laser na tíbia de coelho. Biomaterials 2003, 24, 4859-4863.

76. Gaggl, A.; Schultes, G.; Muller, W.D.; Karcher, H. Scanning electron microscopical analysis of laser-treated titanium implants surfaces-a comparative study. Biomaterials 2000, 21, 1067-1073.

77. Endo, K. Modificação química de superfícies de implantes metálicos com proteínas biofuncionais (Parte 1) Estrutura molecular e atividade biológica de uma superfície de liga de NiTi modificada. Dent. Mater. J. 1995, 14, 185-198.

78. Browne, M.; Gregson, P.J. Surface modification of titanium alloy implants (modificação da superfície de implantes de liga de titânio). Biomaterials 1994, 15, 894-898.

79. Demri, B.; Hage-Ali, M.; Moritz, M.; Muster, D. Caracterização da superfície do revestimento C/Ti-6Al-4V tratado com feixe de iões. Biomaterials 1997, 18, 305-310.

80. Lee, J.H.; Ryu, H.-S.; Lee, D.-S.; Hong, K.S.; Chang, B.-S.; Lee, C.-K. Estudo biomecânico e histomorfométrico da interface osso-parafuso de parafusos de titânio revestidos com cerâmica bioactiva. Biomaterials 2005, 26, 3249-3257.

81. Kim, H.-W.; Lee, E.-J.; Jun, I.-K.; Kim, H.-E. Sobre a viabilidade do revestimento de vidro fosfatado e hidroxiapatite em titânio. J. BioMed. Mater. Res. A 2005, 75, 656-667.

82. Tamura, Y.; Yokoyama, A.; Watari, F.; Kawasaki, T. Propriedades da superfície e biocompatibilidade do titânio nitretado para materiais de implante resistentes à abrasão. Dent. Mater. J. 2002, 21, 355-372.

83. Sonoda, T.; Kotake, S.; Kakimi, H.; Yamada, M.; Naganuma, M.; Kato, M.; Saka, T.; Shimizu, T.; Katoh, K. Sobre a aplicação dentária da liga à base de titânio. Parte 8: Revestimento de titânio puro na base de dentadura da liga Ti-6Al-4V por pulverização catódica. Gov. Indust. Res. Inst. 1991, 40, 300-307.

84. Breme, J.; Steinhäuser, E.; Paulus, G. Sistema de parafusos de placa Steinäuser em titânio comercialmente puro para cirurgia maxilofacial. Biomaterials 1988, 9, 310-313.

85. Rae, T. A study on the effects of particulate metals of orthopaedic interest on murine macrophages in vitro. J. Bone Jt Surg. Br. 1975, 57, 444-450.

86. Rae, T. A toxicidade dos metais utilizados nas próteses ortopédicas. Um estudo experimental utilizando fibroblastos sinoviais humanos em cultura. J. Bone Jt Surg Br. 1981, 63-B, 435-440.

87. Brune, D.; Evje, D.; Melson, S. Corrosão de ligas de ouro e titânio em saliva artificial. Scand. J. Dent. Res. 1982, 90, 168-171.

88. Nova tecnologia do Japão. Revestimento de Ti-O na liga Ti-6Al-4V pelo método de pulverização catódica reactiva DC. JETR. 1994, 22, 18.

89. Wheeler, K.R.; Karagianes, M.T.; Sump, K.R. Liga de titânio poroso para fixação de próteses. Em Titanium Alloys in Surgical Implants (Ligas de titânio em implantes cirúrgicos); Luckey, H.A., Kubli, F., Eds.; ASTM STP 796, ASTM Internationla: West Conshohoden, PA, EUA, 1983; pp. 241-54.

90. Engelhard, G.; Zaharias, R.; Keller, J.C. Effects of CP Ti surface roughness on osteoblast mineralization (Efeitos da rugosidade da superfície de Ti CP na

mineralização de osteoblastos). J. Dent. Res. 1995, 74, 189 (Resumo n.º 1424).

91. Chung, F.H.; McAlarney, M.E. Efeitos das variações no tratamento de superfície na topografia do titânio. J. Dent. Res. 1995, 74, 112 (Resumo n.º 802).

92. Adell, R.; Lekholm, U.; Rockler, B.; Brånemark, P.-I. Um estudo de 15 anos de implantes osseointegrados no tratamento de maxilares edêntulos. Int. J. Oral Surg. 1981, 10, 387-416.

93. Adell, R. Resultados clínicos de implantes osseointegrados que suportam próteses fixas em maxilares edêntulos. J. Prosthet. Dent. 1983, 50, 251-254.

94. Björk, A.; Skieller, V. Crescimento da maxila em três dimensões como revelado radiograficamente pelo método do implante. Br. J. Orthod. 1977, 4, 53-64.

95. Björk, A. Variações do padrão de crescimento da mandíbula humana: Um estudo radiográfico longitudinal pelo método do implante. J. Dent. Res. 1963, 42, 400-411.

96. Skieller, V. Björk, A.; Linde-Hansen, T. Previsão da rotação do crescimento mandibular avaliada a partir de uma amostra de implante longitudinal. Am. J. Orthod. 1984, 86, 359-370.

97. Enlow, D.H. Facial Growth, 3ª ed.; Saunders Publishers: Philedelphia, PA, EUA, 1990; pp. 282-284.

98. Kramer, F.; Baethge, C.; Tschernitschek, H. Implantes em crianças com displasia ectodérmica: relato de um caso e revisão da literatura. Clin Oral Impl. Res. 2007, 18, 140-146.

99. Oesterle, L.J. Considerações sobre implantes na criança em crescimento. Em Orthodontic Application sof Osseointegrated Implants (Aplicação ortodôntica de implantes osteointegrados); Huguchi, K.W., Ed., Quintessence Publishing Co: Chicago, IL, EUA, 2000; pp. 133-159.

100. Bergendal, B.; Bergendal, T.; Hallonsten, A.-L.; Koch, G.; Kurol, J.; Kvint, S. Uma abordagem multidisciplinar à reabilitação oral com implantes osseointegrados em crianças e adolescentes com aplasia múltipla. Eur. J. Orthod. 1996, 18, 119-129

101. Dietschi, D.; Schatz, J.P. Modalidades de restauração actuais para pacientes jovens com dentes anteriores em falta. Quintessence Int. 1997, 28, 231-240.

102. Thilander, B.; Odman, J.; Gröndahl, K.; Friberg, B. Implantes osteointegrados em adolescentes. Uma alternativa para a substituição de dentes em falta? Eur. J. Orthod. 1994, 16, 84-95.

103. Iseri, H.; Solow, B. Erupção contínua dos incisivos e primeiros molares superiores em raparigas dos 9 aos 25 anos, estudada pelo método de implantes. Eur. J. Orthod. 1996, 18, 245-256.

104. Perrott, D.H. Restauração e manutenção da posição maxilar. Atlas Oral Maxillofac. Surg Clin North Am. 1993, 1, 31-55.

105. Guckes, A.D.; Brahim, J.S.; McCarthy, G.R.; Rudy, S.F.; Cooper, L.F. Using endosseous implants for patients with ectodermal dysplasia. J. Am. Dent. Assoc. 1991, 122, 59-62.

106. Cronin, R.; Osterle, L.; Ranly, D. Implantes mandibulares e o paciente em crescimento. Int. J. Oral Maxillofac. Implants 1994, 9, 55-62.

107. Oesterle, L.J.; Cronin, R.J., Jr.; Ranly, D.M. Implantes maxilares e o paciente em crescimento. Int. J. Oral Maxillofac. Implants 1993, 8, 377-387.

108. Odman, J.; Gröndahl, K.; Lekholm, U.; Thilander, B. O efeito dos implantes osseointegrados no desenvolvimento dento-alveolar. Um estudo clínico e radiográfico em porcos em crescimento. Eur. J. Orthod. 1991, 13, 279-286.

109. Thilander, B.; Odman, J.; Gröndahl, K.; Lekholm, U. Aspectos dos implantes osseointegrados no desenvolvimento dento-alveolar. Um estudo clínico e radiográfico em opigs em crescimento. Eur. J. Orthod. 1992, 14, 99-109.

110. Brugnolo, E.; Mazzocco, C.; Cordioll, G.; Majzoub, Z. Achados clínicos e radiográficos após a colocação de implantes unitários em patinetes jovens - relatos de casos. Int. J. Periodontics Restorative Dent. 1996, 16, 421-433.

111. Westwood, R.M.; Duncan, J.M. Implantes em adolescentes: Uma revisão da literatura e relatos de casos. Int. J. Oral Maxillofac. Implants 1996, 11, 750-755.

112. Cronin, R.J.; Oesterle, L.J. Utilização de implantes em pacientes em crescimento. Preocupações com o planeamento do tratamento. Dent. Clin North Am. 1998, 42, 1-34.

113. Sennerby. L.; Odman, J.; Lekholm, U.; Thilander, B. Reacções dos tecidos aos implantes de titânio inseridos em maxilares em crescimento. Um estudo histológico num porco. Clin Oral Implants Res. 1993, 4, 65-75.

114. Björk, A. Previsão da rotação do crescimento mandibular. Am. J. Orthod. 1969, 55, 585-599.

115. Oesterle. L.J.; Cronin, R.J. Crescimento adulto, envelhecimento e o implante de um único dente. Int. J. Oral Maxillofac. Implants 2000, 15, 252-260.

116. Kearns, G.; Sharma, A.; Perrott, D.; Schmidt, B.; Kaban, L.; Vargervik, K. Colocação de implantes endósseos em crianças e adolescentes com displasia

ectodérmica hereditária. Oral Surg. Oral Med. Oral Pathol. Oral Radiol. Endod. 1999, 88, 5-10.

117. Bergendal, B.; Eckerdal, O.; Hallonsten, A-L.; Koch, G.; Kurol, J.; Kvint, S. Implantes osseointegrados na reabilitação oral de um rapaz com displasia ectodérmica: relato de um caso. Int. Dent. J. 1991, 41, 149-156.

118. Bergendal, B. Reabilitação protética de um jovem paciente com displasia ectodérmica hipodidrótica e oligodontia: Um relato de caso de 20 anos de tratamento. Int. J. Prosthodont. 2001, 14, 471-479.

119. Kargul, B.; Alcan, T.; Kabalay, U.; Atasu, M. Displasia ectodérmica hipohidrótica: Achados dentários, clínicos, genéticos e dermatoglíficos de três casos. J. Clin Pediatr. Dent. 2001, 26, 5-12.

120. Hickey, A.J.; Vergo, T.J., Jr. Tratamentos protéticos para pacientes com displasia ectodérmica. J. Prosthet. Dent. 2001, 86, 364-368.

121. Behnoush, R.B. Tratamento protético com prótese fixa sobre implantes para um paciente com displasia ectodérmica: um relatório clínico. J. Prosthodont. 2003, 12, 198-201.

122. Kraut, R.A. Implantes dentários para crianças: Criando sorrisos para crianças sem dentes. Pract Periodontics Aesthet. Dent. 1996, 8, 909-913.

123. Dhanrajani, P.J.; Jiffry, A.O. Management of ectodermal dysplasia: A literatute review. Dent. Update 1998, 25, 73-75.

124. Nunn, J.H.; Carter, N.E.; Gillgrass, T.J.; Hobson, R.S.; Jepson, N.J.; Meechan, J.G.; Nohl, F.S. O tratamento interdisciplinar da hipodontia: Antecedentes e papel da odontopediatria. Br. Dent. J. 2002, 194, 245-251.

125. Akça, K.; Iplikcioglu, H. Acompanhamento de um ano de um implante com sinais radiográficos precoces de perda de osseointegração: Relato de caso. Clin Impl. Dent. Relat. Res. 2002, 4, 43-46.

126. Högberg, G.; Lagerheim, B.; Sennerstam, R. A crise dos 9 anos reflectida num centro de reabilitação, num centro de saúde infantil e num centro psiquiátrico para crianças e adolescentes. Lakartidningen 1986, 83, 2038-2042.

127. Nussbaum, B.; Carrel, R. A modificação do comportamento de uma criança com deficiência dentária. ASDC J. Dent. Child. 1976, 43, 255-261.

128. Guckes, A.D.; Roberts, M.W.; McCarthy, G.R. O padrão dos dentes permanentes presentes em indivíduos com displasia ectodérmica e hipodontia grave sugere o tratamento com implantes dentários. Pediatr. Dent. 1998, 20, 278-280.

129. Lederman, D. Medicina oral: É a medicina dentária básica. NY State Dent. J. 1993, 59, 35-37.

130. Smith, R.A.; Vargervik, K.; Kearns, G.; Bosch, C.; Koumjian, J. Colocação de um implante endo-ósseo numa criança em crescimento com displasia ectodérmica. Oral Surg. Oral Med. Oral Pathol. 1993, 75, 669-673.

131. Oesterle, L.J.; Wood, L.W. Elevando a raiz: Um olhar sobre a extrusão ortodôntica. J. Am. Dent. Assoc. 1991, 122, 193-198.

132. Mackie, I.C.; Quayle, A.A. Tratamento alternativo de um dente com fratura da raiz da coroa numa criança. Br. Dent. J. 1992, 173, 60-62.

133. Mehrali, M.C.; Baraoidan, M.; Cranin, A.N. Utilização de implantes endósseos no tratamento de pacientes adolescentes com traumatismos. NY State Dent. J. 1994, 60, 25-29.

134. Guckes, A.D.; McCarthy, G.R.; Brahim, J. Utilização de implantes endósseos numa criança de 3 anos com displasia ectodérmica: relato de caso e acompanhamento de 5 anos. Pediatr Dent. 1997; 19, 282-285.

135. Ekstrand, K.; Thomsson, M. Displasia ectodérmica com anodontia parcial: Tratamento protético com prótese fixa imaplnt. ASDC J. Dent. Child. 1988, 55, 282-284.

136. Escobar, V.; Epker, B.N. Crescimento ósseo alveolar em resposta a implantes endósteos em dois pacientes com displasia ectodérmica. Int. J. Oral Maxillofac. Surg. 1998, 27, 445-447.

137. Alcan, T.; Basa, S.; Kargül, B. Análise do crescimento de um paciente com displasia ectodérmica tratado com implantes endósseos: Acompanhamento de 6 anos. J. Oral Rehabil. 2006, 33, 175-182.

138. Balshi, T.J.; Wolfinger, G.J. Tratamento da displasia ectodérmica congénita com implantes zigomáticos: Um relato de caso. Int. J. Oral Maxillofac. Implants 2002, 17, 277-281.

139. Becktor, K.B.; Becktor, J.P.; Keller, E.E. Análise do crescimento de um paciente com displasia ectodérmica tratado com implantes edósseos: Um relato de caso. Int. J. Oral Maxillofac. Implants 2001, 16, 864-874. 331. Rad, A.S.; Siadat, H.; Monzavi, A.; Mangoli, A.A. Reabilitação da boca completa de um doente com displasia ectodérmica hipohidrótica com implantes dentários: Um relatório clínico. J. Prosthodont. 2007, 16, 209-213.

140. Isidof, F. Perda de osseointegração causada pela carga oclusal de implantes orais. Um estudo clínico e radiográfico em macacos. Clin Oral Implants Res. 1996, 7, 143-152.

141. Miyata, T.; Kobayashi, Y.; Araki, H.; Motomura, Y.; Shin, K. A influência da sobrecarga oclusal controlada no tecido peri-implantar: Um estudo histológico em macacos. Int. J. Oral Maxillofac. Implants 1998, 13, 667-683.

142. Quirynen, M.; Naert, L.; van Steenberghe, D. O design e a sobrecarga do acessório influenciam a perda óssea marginal e o sucesso do acessório no sistema Brånemark. Clin Oral Implants Res. 1992, 3, 104-111.

143. Celleti, R.; Pamaeijer, C.H.; Brachetti, G.; Donath, K.; Persichetti, Z.; Visani, I. Avaliação histológica de implantes osseointegrados restaurados em oclusão funcional não axial com pilares pré-angulados. Int. J. Periodontics Restorative Dent. 1995, 15, 563-573.

144. Tonetti, M.; Schmid, J. Patogénese dos fracassos dos implantes. Periodontologia 1994, 4, 127-138.

145. Loe, H.; Theilade, E.; Jensen, S.B. Experiemntal gingivitis in man. J. Periodontol. 1965, 36, 177-187.

146. Quirynen, M.; Listgarten, M.A. The distribution of bacterial morphotypes around natural teeth and titanium implants ad modum Branemark. Clin Oral Implants Res. 1990, 1, 8-12.

147. Berglundh, T.; Lindhe, J.; Marinello, C.; Ericsson, I.; Liljenberg, B. Reacções dos tecidos moles à formação de placa bacteriana de novo em implantes e dentes. Clin Oral Implants Res. 1992, 3, 1-8.

148. Bragger, U. Utilização de radiografias na avaliação do sucesso, estabilidade e fracasso em implantologia dentária. Periodontologia. 1998, 17, 77-88.

149. Hammerie, C.H.F.; Fourmousis, I.; Winkler, J.R.; Weigel, C.; Bragger, U.; Lang, N.P. Preenchimento ósseo bem sucedido em defeitos peri-implantares

tardios utilizando regeneração tecidular guiada. Uma breve comunicação. J. Periodontol. 1995, 66, 303-308.

150. Jowanovic, S.A. The management of peri-implant breakdown around functioning osseointegarted dental implants. J. Periodontol. 1993, 64, 1176-1183.

151. Persson, L.G., Berglundh, T.; Sennerby, L.; Lindhe, J. Reoeesointagratio após tratamento de peri-implantite em diferentes superfícies de implantes. Um estudo experimental num cão. Clin Oral Implants Res. 2001, 12, 595-603.

152. Persson, L.G.; Ericsson, I.; Berglundh, T.; Lindhe, J. Regeneração óssea guiada no tratamento da peri-implantite. Clin Oral Implants Res. 1996, 7, 366-372.

153. Rockman, R.A.; Hall, K.B.; Fiebiger, M. Retenção magnética de próteses dentárias numa criança com displasia ectodérmica. J. Am. Dent. Assoc. 2007; 138, 610-615.

154. Dalkız, M.; Beydemirm, B. Dentaduras completas pedodônticas. Turk. J. Med. Sci. 2002, 32, 277-281.

155. Persson, L.G., Berglundh, T.; Sennerby, L.; Lindhe, J. Reoeesointagratio após tratamento de peri-implantite em diferentes superfícies de implantes. Um estudo experimental num cão. Clin Oral Implants Res. 2001, 12, 595-603.

156. Persson, L.G.; Ericsson, I.; Berglundh, T.; Lindhe, J. Regeneração óssea guiada no tratamento da peri-implantite. Clin Oral Implants Res. 1996, 7, 366-372.

157. Steinebrunner L, Wolfart S, Bobmann K, Kern M. Avaliação in vitro da fuga bacteriana ao longo da interface implante-pilar de diferentes sistemas de implantes. Int J Oral Maxillofac Implant. 2005;20:875-81.

158. Bränemark Pl, Zarb GA. Albrektsson T. Tissue-Integrated Prosthe- ses: Osseointegration in Clinical Dentistry Chicago: Quintessence, 1985

159. Oh TJ, Yoon J. Misch CE, Wang HL. As causas da perda óssea precoce de implantes: Mito ou ciência? J Periodontol 2002;73:322-333.

160. Tatarakis N. Bashutski J, Wang HL, Oh TJ. Perda óssea precoce de implantes. Prevenível ou inevitável? Implant Dent 2012:21:379-386.

161. Dr. Kalpana D, Dr. Sanjana Rao J, Dr. Kumara Raju Kurapati S, Dr. Joel Koshy Joseph. Avaliação comparativa de implantes dentários de uma peça e de duas peças - Uma revisão. Revista Internacional de Investigação Científica. 2017, 6(8). | ISSN No 2277 - 8179.

162. Dr. Kalpana D, Dr. Sanjana Rao J, Dr. Priyanka Bhat, Dr. Venkatesh Pathi, Dr. Joel Koshy Joseph, Dr. Raksha Yadav. Carregamento imediato de implantes dentários. Indian Dental Journal, 2017, 9.

163. Devaraju K, Rao SJ, Joseph JK, Kurapati SK. Comparação das propriedades biomecânicas de diferentes ligações implante-pilar. Jornal Indiano de Ciências Dentárias. 2018; 10:180-3.

164. Dr. Kalpana D, Dr. Sanjana Rao J, Dr. Harish G, Dr. Sandesh C, Dr. Swati Suharasia, Dr. Madhuri. Falhas em implantes - uma revisão. Revista Internacional de Investigação em Medicina Dentária, 2016, 6(2).

165. Jemt T. Restaurações modificadas simples e de curto alcance suportadas por acessórios osseointegrados no maxilar parcialmente edêntulo. O Jornal de Dentisteria Protética. 1986; 55:243-246. DOI: 10.1016/0022-3913(86)90352-5.

166. Avivi-Arber L, Zarb GA. Eficácia clínica da substituição de um único dente suportado por implantes: O estudo de Toronto. Jornal Internacional de Implantes Orais e Maxilofaciais. 1996; 11:311-321.

167. Bidra AS, Rungruanganunt P. Resultados clínicos dos pilares de implantes na região anterior: Uma revisão sistemática. Jornal de Medicina Dentária Estética e Restauradora. 2013; 25(3):159-1762.

168. Conrad HJ, Pesun IJ, DeLong R, Hodges JS. Precisão de duas técnicas de moldagem com implantes angulados. J Prosthet Dent 2007; 97(6):349-356.

169. Dr. Kalpana D, Dr. Smitha Sharan, Dr. Sreeharsha TV, Dr. Pradeep Chandra K, Dr. Brunda K, Dr. Nadira Jabeen S. Uma revisão sobre impressões de implantes dentários. Revista Internacional de Ciências Dentárias Aplicadas. 2019; 5(1):33-36.

170. Korioth TW, Cardoso AC, Versluis A. Efeito das anilhas na deslocação do binário inverso dos parafusos de retenção de ouro dos implantes dentários. J Prosthet Dent. 1999; 82(3):312-6.

171. Potashnick SR. Modelação de tecidos moles para a restauração estética de implantes de um único dente. J Esthet Dent. 1998; 10(3):121-31.

172. Maló P, Nobre Mde A, Petersson U, Wigren S. Um estudo piloto de reabilitação completa de desdentados com função imediata utilizando um novo desenho de implante: Série de casos. Clin Implant Dent Relat Res. 2006; 8(4):223-32.

173. Pröbster L, Girthofer S, Groten M, Rein B. Coroas em cerâmica pura Celay-in Ceram fresadas por cópia para pilares Cera One modificados: um relatório técnico. Int J Oral Maxillofac Implants 1996; 11(2):201-4.

174. Ohya K, Kanazawa M, Minakuchi S. Força de retenção de attachments com quebra de tensão em overdentures de implantes maxilares. J Prosthodont Res. 2009; 53(2):78-82.

175. Aboyoussef H, Weiner S, Ehrenberg D. Efeito de uma forma de resistência anti-rotação no afrouxamento de parafusos para coroas unitárias suportadas por implantes. J Prosthet Dent. 2000; 83(4):450-5.

176. Londono J, Marafie Y. Um dispositivo para segurar pilares de implantes para preparações extra-orais. J Prosthet Dent. 2009; 102(1):55-56.

177. Mante FK, Seckinger RJ, Purinton D, Abreu SJ, Berthold P. Uma investigação do pilar personalizado Impac para implantes dentários com forma de raiz. J Prosthodont. 1994; 3(1):19-22.

178. Vafiadis DC. Pilares gerados por computador utilizando um pilar de cicatrização codificado: um relatório preliminar de dois anos. Pract Proced Aesthet Dent. 2007; 19(7):443-8.

179. Han JS, Ahn CY, Shin SW. Pilares de cerâmica de zircónia/alumina para próteses de implantes estéticas. Nihon Koko Inpuranto Gakkai Gakujutsu Taikai Shorokushu. 2004; 34:155.

180. Chee W. Jivraj S. Conceção de pilares para restaurações suportadas por implantes cimentados. Br Dent J. 2006; 201(9):559-63.

181. Dinçer Bozkaya, Sinan Müftü. Mecânica dos pilares taper integrated screwwed-in (TIS) utilizados em implantes dentários. Journal of Biomechanics 2005; 38:87-97.

182. Chapman RJ, Grippo W. A fixação cónica de bloqueio para pilares de implantes: utilização e fiabilidade. Implant Dent. 1996; 5(4):257-61.

183. Wee AG, McGlumphy EA. Complicações protéticas dos implantes dentários Spline Implant Dent. 2003; 12:151- 159.

184. Cehreli MC, Akça K, Iplikçioğlu H. Transmissão de força de implantes orais de uma e duas peças de morsetaper: uma análise não linear de elementos finitos. Clin Oral Implants Res. 2004; 15(4):481-9

185. Misch CE. Próteses sobre implantes dentários. 2nd edn. St. Louis: Elsevier Mosby 2005.

186. Karunagaran S, Paprocki GJ, Wicks R, Markose S. Uma revisão dos pilares de implantes - classificação dos pilares para ajudar na seleção protética. J Tenn Dent Assoc 2013;93(2):18-24.

187. Shah RM, Aras MA, Chitre V. Seleção do pilar do implante: uma revisão da literatura. Int J Oral Implantol Clin Res 2014;5(2):43-9.

188. Piermatti J. Considerações sobre a seleção do pilar. Dent Today 2017;36(3):74-5.

189. Narang P, Gupta H, Arora A, et al. Biomecânica da ligação do pilar do implante: uma revisão. Indian J Stomatol 2011;2(2):113-6.

190. Shadid R, Sadaqa N. Uma comparação entre próteses de implantes aparafusadas e cimentadas. Uma revisão da literatura. J Oral Implantol 2012;38(3):298-307.

191. Zarauz C, Pitta J, Pradies G, et al. Recomendações clínicas para a seleção de pilares de implante para reconstruções de implante único: soluções personalizadas vs. soluções cerâmicas e metálicas padronizadas. Int J Periodontics Restorative Dent 2020;40(1):31-7.

192. Wittneben JG, Joda T, Weber HP, et al. Prótese dentária fixa suportada por implantes aparafusada vs. cimentada. Periodontol 2000. 2017;73(1):141-51.

193. Bharate V, Kumar Y, Koli D, et al. Efeito de diferentes materiais de pilar (zircónia ou titânio) na altura da crista óssea em 1 ano. J Oral Biol Craniofac Res 2020;10(1):372-4.

194. https: / / pocketdentistry.com

195. Osorio J, Kerstein RB. Utilização da tecnologia CAD-CAM no fabrico de pilares personalizados. Em: Shafie HR, edr. Manual clínico e laboratorial de pilares de implantes dentários. John Wiley & Sons, Inc., 2014: p. 65-101

196. Rani S, Devi J, Jain C, et al. Reabilitação estética de dentes anteriores com restaurações fresadas em cópia: um relatório de dois casos. Case Rep Dent 2017;2017:2841398.

197. Kosinski TF. chairside@glidewelldental.com/May 10, 2019.

198. Buzayan MM, Yunus NB. Ajuste passivo na compreensão e realização de próteses de implantes multi-unidades retidas por parafuso: uma revisão da literatura. J Indian Prosthodont Soc 2014;14(1):16-23.

199. Bhavana BL, Rahul N, Fouzia B, et al. Opções de pilar para a restauração de implantes malignos: uma revisão. IJSS Case Reports & Reviews 2016;2(12):22-6.

200. Rathee M, Bhoria M, Boora P. An insight into dental implant abutment selection criteria: an overview. J Adv Oral Res 2014;5(3):1-4.

201. Sonune SJ, Kumar S, Jadhav MS, et al. Porcelana de cor gengival: um relatório clínico de um paradigma estético-protético. Int J Appl Basic Med Res 2017;7(4):275-7.

202. Tamow D, Magner A, Eletoher R O efeito da distância do ponto de contacto à crista óssea na presença ou ausência da papiiia dentária interproKimal. J Periodontol 1992:63:995-996,

203. Stauts B. A restauração anterior de um único dente. J Con Dent Assoo 1992,20.35-40

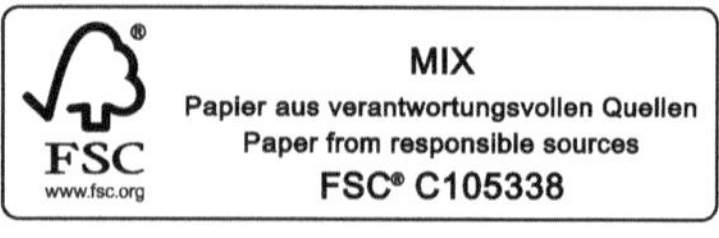

Printed by Books on Demand GmbH, Norderstedt / Germany